CB044101

Medicina Diagnóstica

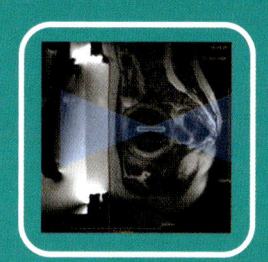

Diagnóstico por Imagem em Ginecologia e Obstetrícia

Módulo Ginecologia e Obstetrícia

Volume I

REDE LABS D'OR

LABORATÓRIO · IMAGEM · HOSPITAIS

Medicina Diagnóstica

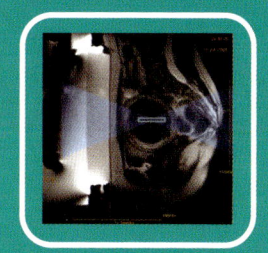

Diagnóstico por Imagem em Ginecologia e Obstetrícia

Módulo Ginecologia e Obstetrícia
Volume I

REDE LABS *D'OR*

LABORATÓRIO ▪ IMAGEM ▪ HOSPITAIS

Coordenadora
Fernanda Chagas Monteiro de Melo
Médica da Rede Labs D'Or
Membro Titular do Colégio Brasileiro de Radiologia

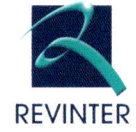

REVINTER

Medicina Diagnóstica Rede Labs D'Or
Módulo Ginecologia e Obstetrícia – Volume I
Diagnóstico por Imagem em Ginecologia e Obstetrícia
Copyright © 2009 by Livraria e Editora Revinter Ltda.

ISBN 978-85-372-0204-3

Contato com a coordenadora:
Fernanda Chagas Monteiro de Melo
nandachagas@hotmail.com

A precisão das indicações, as reações adversas e as relações de dosagem para as drogas citadas nesta obra podem sofrer alterações. Solicitamos que o leitor reveja a farmacologia dos medicamentos aqui mencionados.
A responsabilidade civil e criminal, perante terceiros e perante a Editora Revinter, sobre o conteúdo total desta obra, incluindo as ilustrações e autorizações/créditos correspondentes, é do(s) autor(es) da mesma.

Livraria e Editora REVINTER Ltda.
Rua do Matoso, 170 – Tijuca
20270-135 – Rio de Janeiro – RJ
Tel.: (21) 2563-9700 – Fax: (21) 2563-9701
livraria@revinter.com.br – www.revinter.com.br

Prefácio

Há décadas, a investigação diagnóstica por métodos de imagem está fortemente integrada e exerce papel fundamental na propedêutica em ginecologia e obstetrícia. Recentemente, foi enriquecida pelo desenvolvimento da ressonância magnética aplicada ao estudo da pelve feminina, das mamas e em medicina fetal, permitindo diagnósticos mais precoces e altamente específicos, melhorando a qualidade na assistência às pacientes.

No entanto, acreditamos que o aprimoramento das técnicas diagnósticas deva ocorrer paralelamente ao crescente intercâmbio de informações entre o médico especialista em diagnóstico por imagem e o médico-assistente. O maior detalhamento anatômico e um variado espectro de novos dados devem estar sempre direcionados às necessidades intrínsecas de cada caso, auxiliando de forma direta na escolha e no planejamento da conduta terapêutica mais adequada.

O volume *Diagnóstico por Imagem em Ginecologia e Obstetrícia* da Série *Medicina Diagnóstica da Rede Labs D'Or* foi elaborado primordialmente sob a ótica multidisciplinar da medicina moderna, visando à interação e cooperação entre diferentes especialidades.

Conta com capítulos separados em assuntos relevantes e prevalentes em ginecologia, obstetrícia, medicina fetal e mastologia, incluindo, também, um capítulo contendo o tratamento não-invasivo dos leiomiomas uterinos por ultra-som guiado por ressonância magnética, sendo a primeira publicação nacional sobre o assunto.

Gostaríamos de agradecer aos médicos da Rede Labs D'Or, aos médicos colaboradores e aos profissionais em geral que, de alguma forma, contribuíram para a realização deste livro.

Fernanda Chagas Monteiro de Melo

Autores

ANA MARIA TARSITANO MASSÁ
Médica Responsável pelo Serviço de Medicina Fetal do Hospital Barra D'Or
Médica do Setor de Medicina Fetal da Maternidade-Escola da
Universidade Federal do Rio de Janeiro
Membro da Sociedade Internacional de Ultra-Som em Obstetrícia e Ginecologia

ELLYETE DE OLIVEIRA CANELLA
Médica da Rede Labs D'Or
Médica do Instituto Nacional de Câncer
Mestrado em Radiodiagnóstico pela Universidade Federal do Rio de Janeiro

FERNANDA CHAGAS MONTEIRO DE MELO
Médica da Rede Labs D'Or
Membro Titular do Colégio Brasileiro de Radiologia

ISABELA OLIVEIRA FRANCO
Médica da Rede Labs D'Or
Membro Titular do Colégio Brasileiro de Radiologia

IVO BASÍLIO DA COSTA JÚNIOR
Médico da Rede Labs D'Or
Médico-Obstetra da Maternidade-Escola da
Universidade Federal do Rio de Janeiro
Mestrado em Obstetrícia pela UFRJ

KARLA UCHÔA GARRIDO
Médica da Rede Labs D'Or

RENATO MENDONÇA
Médico da Rede Labs D'Or
Membro Titular do Colégio Brasileiro de Radiologia
Mestrado em Radiodiagnóstico pela Universidade Federal do Rio de Janeiro

Sumário

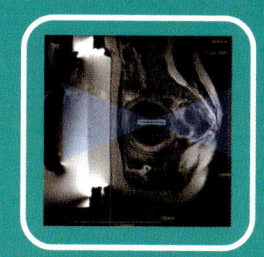

Diagnóstico por Imagem em Ginecologia e Obstetrícia

Módulo Ginecologia e Obstetrícia

Volume I

REDE LABS _D'OR_

LABORATÓRIO ▪ IMAGEM ▪ HOSPITAIS

Leiomiomas Uterinos – Avaliação por RM e Abordagem Não-Invasiva por US Focalizado Guiado por RM

Fernanda Chagas Monteiro de Melo

INTRODUÇÃO

Os leiomiomas uterinos são tumores benignos formados por fibras musculares lisas com estroma de tecido conjuntivo em variáveis proporções, representando a neoplasia benigna mais comum do trato genital feminino. Estão presentes entre 20 e 30% das mulheres em idade fértil, como também em mais de 40% das mulheres acima de 40 anos, tornando-se sintomáticos em apenas de 50% dos casos. São lesões endócrino-dependentes raras antes da menacme e que geralmente regridem após a menopausa. Estudos demográficos demonstram maior prevalência em mulheres da raça negra e com antecedentes familiares de leiomiomas uterinos.

O tumor pode se localizar no corpo ou colo, sendo neste último menos freqüente. As manifestações clínicas de sangramento genital aumentado, dor pélvica, aumento do volume abdominal e infertilidade vão depender da localização e do volume do tumor.

A miomatose uterina é uma patologia de grande importância na saúde pública, já que representa a maior causa de histerectomia.

CLASSIFICAÇÃO

A classificação é composta de dois fatores:

1. *Posição uterina*, dividindo-se em corporais (98% dos casos), ístmicos e cervicais.
2. *Posição relativa às diversas camadas uterinas:* 1. subseroso, os quais se originam da serosa uterina, sob o peritônio visceral, corresponde ao tipo com menos sintomatologia clínica; 2. intramural ou intersticial; é o mais comum, sendo envolvido pelo miométrio e representando uma forma intermediária que, ao crescer, pode evoluir para subseroso ou submucoso. O mioma intramural volumoso que abaula a serosa e o endométrio é denominado transmural; 3. submucoso; situa-se abaixo da mucosa uterina e é a forma que está mais relacionada a sangramentos em virtude da íntima relação com a mucosa endometrial.

Os miomas subserosos ou submucosos podem ter pedículos longos, podendo evoluir, respectivamente, para a forma parasitária, ao perder a conexão do útero, e paridos, quando são expulsos da cavidade endometrial pelo colo.

Quando se originam entre os folhetos do ligamento largo, são chamados de intraligamentares, usualmente simulando massa ovariana.

Os miomas subserosos pediculados podem complicar com torção e infarto.

Padrões de crescimento incomuns incluem leiomiomatose intravenosa, leiomiomatose difusa e disseminada peritoneal. Representam patologias benignas, mas que no entanto crescem nas veias, difusamente no parênquima uterino, metastatizam para órgãos distantes e se disseminam na cavidade peritoneal.

DIAGNÓSTICO

O diagnóstico do mioma é baseado na história clínica e no exame físico, complementados por ultra-som (US) ou ressonância magnética (RM).

O estudo por RM oferece vantagens significativas sobre as outras modalidades diagnósticas, já que permite que os miomas sejam detalhadamente estudados. O laudo radiológico deve fornecer informações quanto à sua correta localização, ao volume e à caracterização tecidual, além de identificar outras patologias uterinas e pélvicas.

O protocolo de exame de RM da pelve, usualmente, é constituído de seqüências *fast-spin* eco ponderadas em T2 nos três planos ortogonais (axial, sagital e coronal) e seqüências gradiente eco multiplanares ponderadas em T1 sem e com supressão de gordura, sendo um plano na fase pré-contraste e três planos após a administração do agente paramagnético.

ACHADOS À RESSONÂNCIA MAGNÉTICA

Caracterização tecidual

O padrão típico histológico, correspondente à grande maioria dos nódulos leiomiomatosos, se caracteriza pela presença de múltiplos feixes de células musculares lisas que se entrelaçam em diferentes direções, permeadas por variável quantidade de colágeno e vasos sanguíneos.

O estudo por RM demonstra lesões arredondadas ou ovaladas, com contornos bem definidos, que demonstram usualmente sinal baixo em relação ao miométrio na ponderação T2 e intermediário em T1 (Fig. 1-1). O comportamento de sinal se deve à extensa hialinização que constitui o tipo

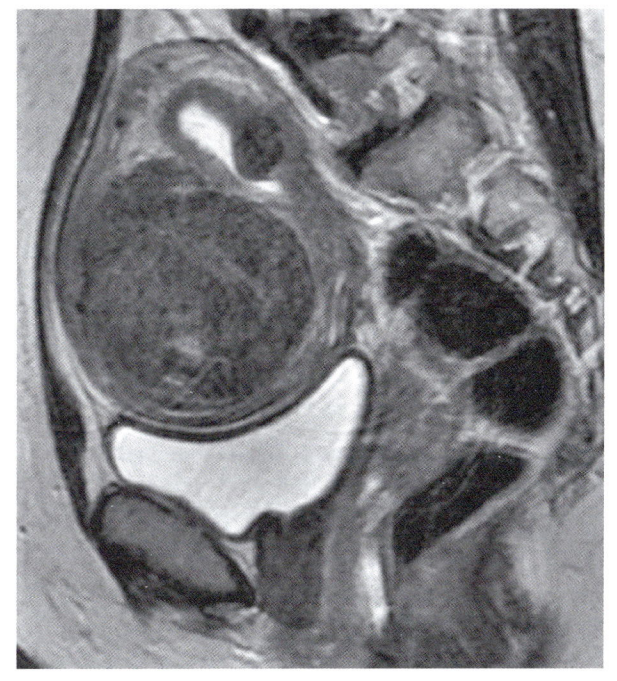

Fig. 1-1. Sagital T2. Mioma intramural com componente subseroso corporal anterior e outro pequeno submucoso corporal posterior, ambos com sinal baixo na ponderação T2.

de degeneração mais comum, ocorrendo em cerca de 60% dos leiomiomas uterinos, sendo caracterizada pelo aumento de matriz extracelular e diminuição do fluxo sanguíneo.

Alguns miomas podem ser mais celulares do que o habitual, com o menor conteúdo de colágeno apresentando à RM sinal alto na ponderação T2 e importante realce pelo contraste (Fig. 1-2). A sua caracterização é importante, já que usualmente são mais responsivos à terapia com GnRH e à embolização.

A maioria dos miomas pode sofrer alterações nos padrões histológicos usuais, determinando aparências variáveis no estudo por RM.

Dentre os tipos de degenerações que podem ser apreciadas à RM, destacam-se:

- A **degeneração hialina**, já descrita, tem extrema importância não só no sinal típico do mioma na ponderação T2, mas também na sua vascularização, já que quanto maior o grau de hialinização, menor a densidade de vasos intratumorais e, conseqüentemente, menor é o realce pelo gadolínio. A estimativa do grau de vascularização através do padrão de im-

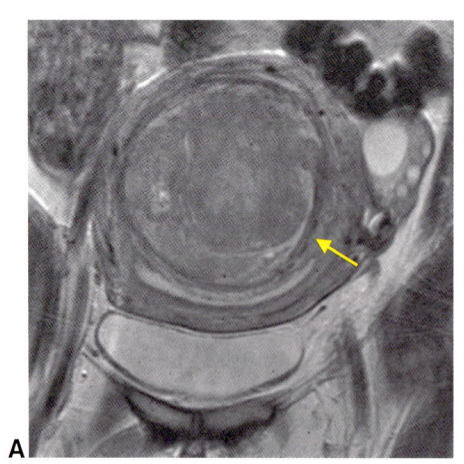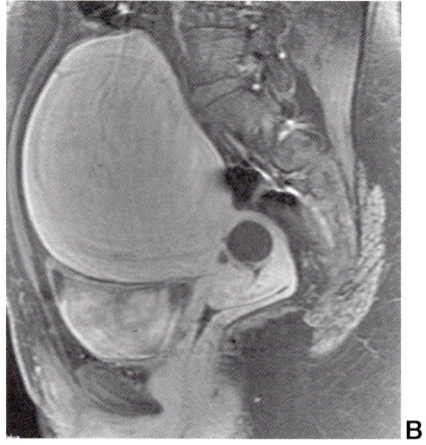

Fig. 1-2. (A) Coronal T2. Mioma intramural com componente submucoso corporal posterior, com sinal elevado na ponderação T2, abaulando a cavidade endometrial. Observam-se imagens lineares com sinal reduzido na periferia da lesão *(seta)*, correspondendo a vasos. Ovário esquerdo bem individualizado lateralmente ao útero. **(B)** Sagital T1. O mesmo mioma em outro plano após contraste apresentando intensa captação.

pregnação pelo contraste é útil na seleção das pacientes candidatas a embolização e ablação térmica por ultra-som guiado por RM.

- A **degeneração cística** é secundária à liquefação das áreas de degeneração hialina, com formações de coleções líquidas. Os espaços císticos aparecem como áreas bem demarcadas com sinal semelhante a líquidos: sinal baixo em T1 e alto em T2, sem realce pelo contraste (Fig. 1-3).

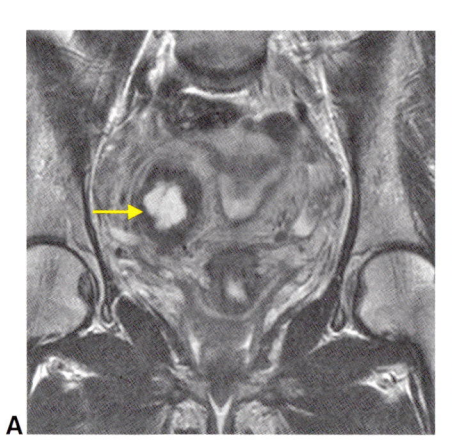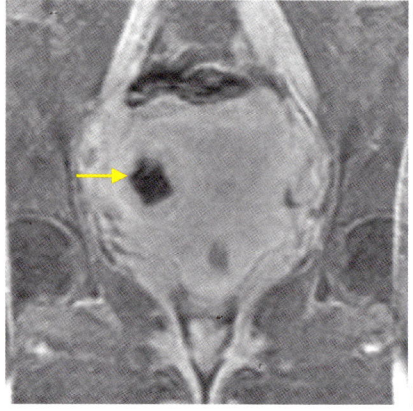

Fig. 1-3. (A) Coronal T2. Mioma intramural corporal lateral direito com sinal elevado no interior, sugerindo degeneração cística. **(B)** Coronal T1. O mesmo mioma após contraste apresentando ausência de captação no interior, o que corrobora para o diagnóstico de degeneração cística.

- A presença de **edema intersticial**, achado muito comum, determina aumento de sinal em T2 e aumento da captação do contraste pelo aumento do espaço extracelular.
- Miomas com **degeneração mixóide** são caracterizados por cistos preenchidos por material gelatinoso, mal definidos, com sinal alto em T2 e discreta captação pelo contraste. A sua identificação é importante já que também pode ser encontrado no leiomiossarcoma e em outros tumores malignos. Quando apresentam extensas áreas, constituem uma variação no padrão de diferenciação, sendo denominados leiomiomas mixóides, dificultando por vezes a caracterização da neoplasia como muscular lisa.
- A **degeneração rubra/vermelha** é secundária a obstruções venosas pelo rápido crescimento do tumor, resultando em infarto hemorrágico maciço. Ocorre mais freqüentemente durante a gravidez, sendo mais comum nas formas intramurais, causando dor e hipertermia. Achados à RM refletem a patogênese da condição e contribuem para o diagnóstico preciso. Observamos sinal alto em T1 pela presença de metemoglobina, halo de sinal baixo em T2 e ausência de realce pelo contraste (Fig. 1-4).

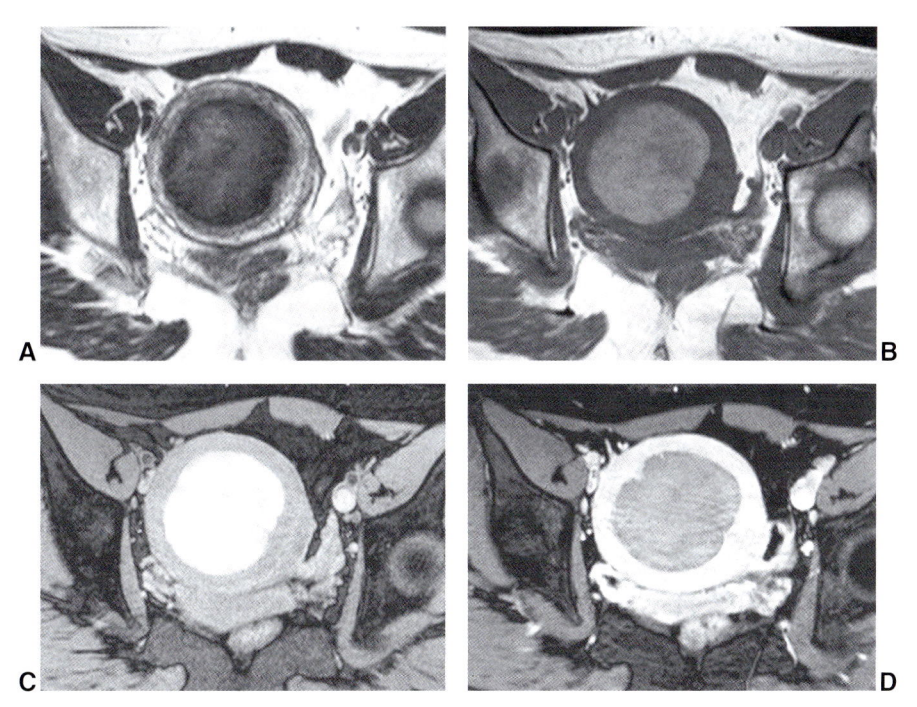

Fig. 1-4. (A) Axial T2 mostrando halo de sinal baixo e centro com sinal mais elevado. **(B e C)** Axial T1 sem e com supressão de gordura, demonstrando sinal compatível com presença de metemoglobina, indicando conteúdo hemático. **(D)** Axial T1 pós-contraste; evidencia-se ausência de realce pelo gadolínio.

- A **calcificação** resulta do depósito de cálcio em regiões com menor supri-mento sanguíneo, de forma semelhante ao que ocorre nos tumores que sofrem necrose ou após menopausa. É usualmente densa e amorfa e me-nos freqüentemente tem disposição periférica, sendo esta última, prova-velmente, relacionada com veias trombosadas após degeneração verme-lha antiga.
- A **necrose** resulta da interrupção do suprimento sanguíneo, podendo ocorrer em qualquer tipo de mioma, sendo mais comum nos pedicula-dos, sobretudo naqueles com pedículos longos, secundariamente a tor-ção (Fig. 1-5).

Acredita-se que a maior parte dos leiomiossarcomas surja como patolo-gia primária e não como fruto de degeneração maligna de um leiomioma benigno. A degeneração maligna é extremamente rara, encontrada em me-nos de 0,5% dos casos e quase que exclusivamente na menopausa.

Variações no padrão usual de diferenciação resultam em um tipo inco-mum, que é o lipoleiomioma. Apresenta à microscopia um depósito de te-cido gorduroso (adipócitos) de permeio às fibras musculares lisas. São fa-cilmente identificados à RM através da ponderação T1 com e sem supres-são de gordura (Fig. 1-6).

Quantificação e volumetria

De uma forma geral, no caso de miomatose múltipla, o laudo deve conter dados de volume dos três dominantes pelo menos, e/ou do mioma provavelmente responsável pela sintomatologia, como por exemplo no caso de miomas pequenos submucosos (Fig. 1-7).

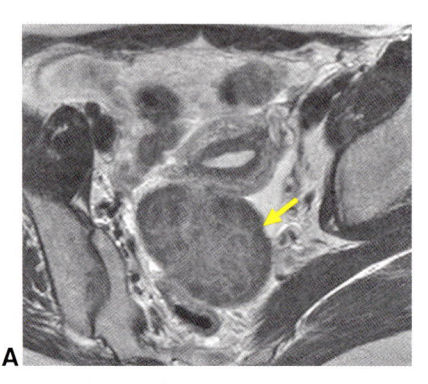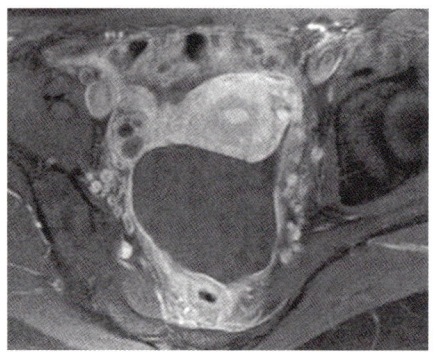

A   B

Fig. 1-5. (**A**) Axial T2. Paciente com dor pélvica aguda, apresentando mioma subseroso pediculado posterior *(seta)* com líquido ao redor. (**B**) Axial T1 pós-contraste evidencia ausência de realce no interior, além de espessamento e impregnação do peritônio. Quadro de torção com necrose tumoral e peritonite associada. Confirmado à cirurgia.

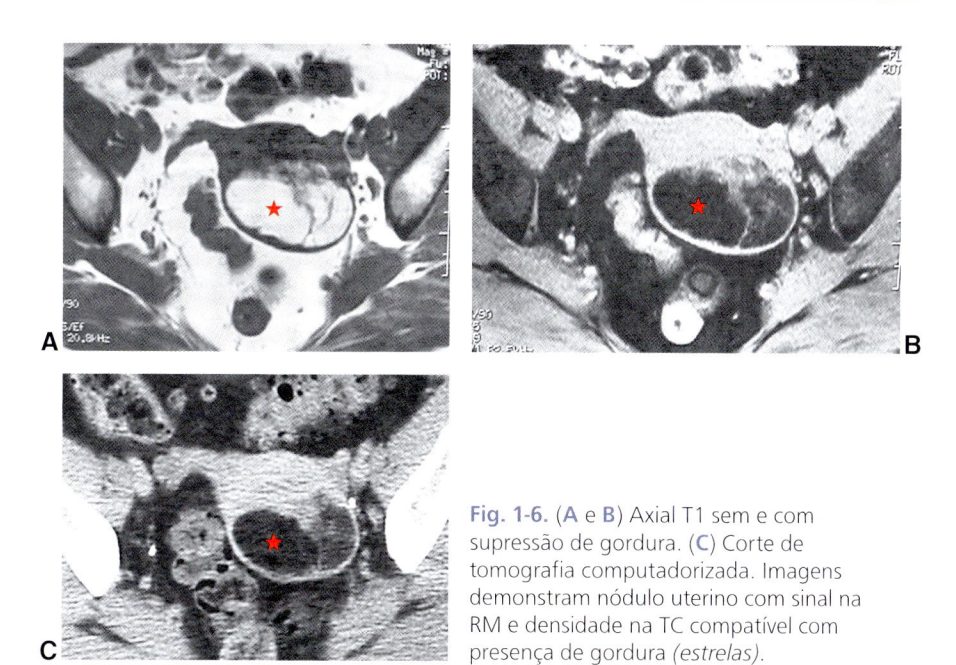

Fig. 1-6. (**A** e **B**) Axial T1 sem e com supressão de gordura. (**C**) Corte de tomografia computadorizada. Imagens demonstram nódulo uterino com sinal na RM e densidade na TC compatível com presença de gordura *(estrelas)*.

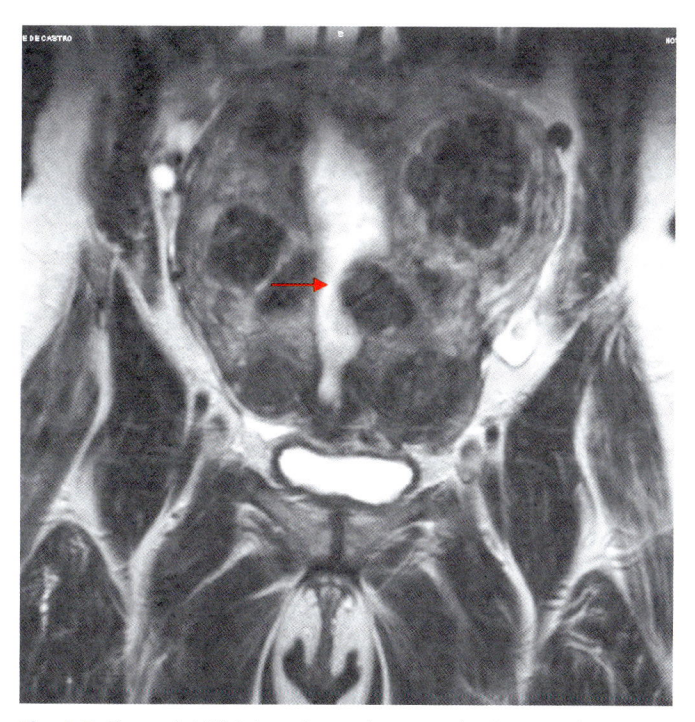

Fig. 1-7. Coronal. Múltiplos miomas intramurais, destacando-se um com componente submucoso na parede lateral esquerda *(seta)*.

Na presença de leiomiomatose difusa, a RM vai demonstrar incontáveis nódulos, muitos contíguos entre si, determinando aumento simétrico do útero, substituindo o parênquima uterino e alongando o endométrio (Fig. 1-8).

Em todos os casos, porém primordialmente naqueles com indicação de histerectomia, p. ex., leiomiomatose difusa, a informação quanto à volumetria do complexo útero-miomas é decisiva na escolha entre as vias vaginal e laparoscópica.

Caracterização topográfica

A topografia detalhada é fundamental para o planejamento terapêutico conservador, permitindo optar com segurança por técnicas minimamente invasivas por vias laparoscópica, histeroscópica, embolização e, sobretudo, nos casos da terapia não-invasiva, com US focalizado guiado por RM.

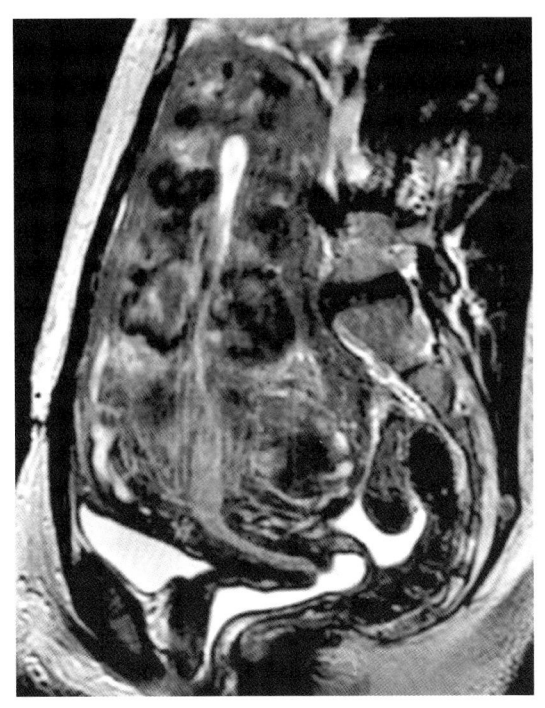

Fig. 1-8. Sagital T2. Leiomiomatose difusa. Múltiplos nódulos, alguns contíguos entre si, com alongamento do endométrio e aumento do volume uterino.

As informações a serem descritas incluem a sua classificação, isto é, a posição em relação aos folhetos uterinos (subseroso, intramural e submucoso), em relação ao útero (fúndico, corporal, ístmico e cervical) e suas paredes (lateral, anterior e posterior). Especial atenção deve ser dada a lesões em regiões cornuais, pela possibilidade de obstrução da porção intersticial da trompa uterina.

Dependendo da camada uterina envolvida, alguns dados específicos devem ser descritos.

No caso de miomas submucosos, é importante estimar o grau de dificuldade e viabilidade de uma ressecção por via histeroscópica.

A classificação da Sociedade Européia de Cirurgia Endoscópica (ESGE) separa os miomas pelo grau de penetração no miométrio, isto é: nível 0, quando totalmente intracavitário; nível 1, quando a menor porção se encontra no miométrio; e por fim nível 2, quando tem sua maior parte no miométrio. Essa classificação pode ser transposta e estimada à RM (Figs. 1-9 a 1-11). Outra classificação proposta por Lasmar *et al.* inclui, além da pene-

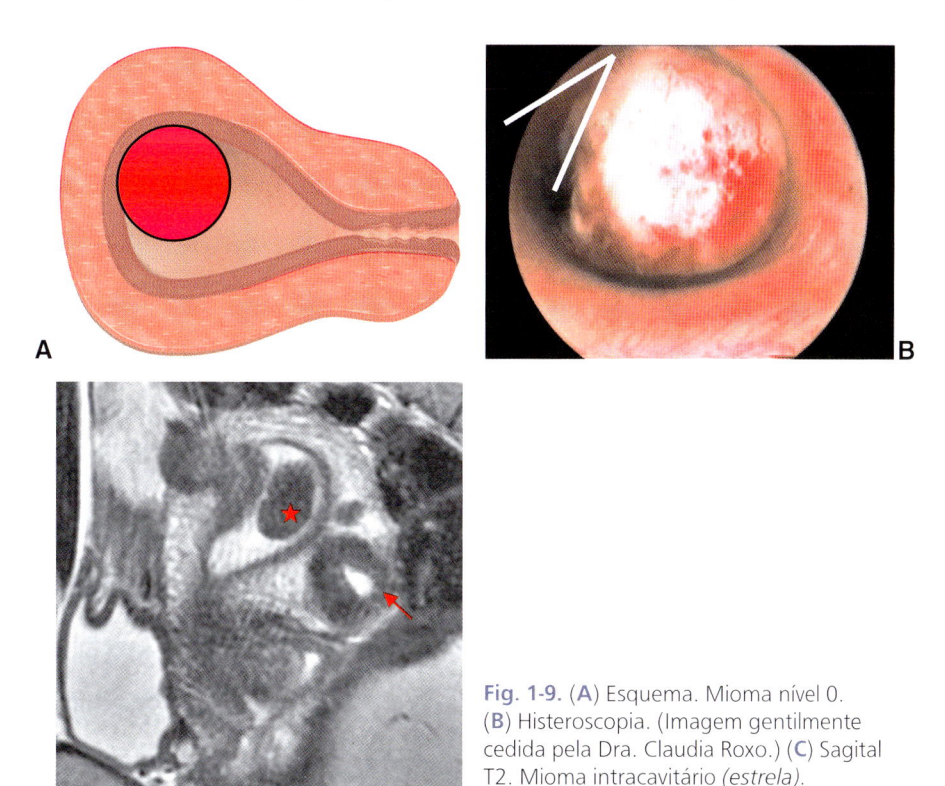

Fig. 1-9. (A) Esquema. Mioma nível 0. **(B)** Histeroscopia. (Imagem gentilmente cedida pela Dra. Claudia Roxo.) **(C)** Sagital T2. Mioma intracavitário *(estrela)*. Nota-se outro corporal posterior intramural-subseroso *(seta)*.

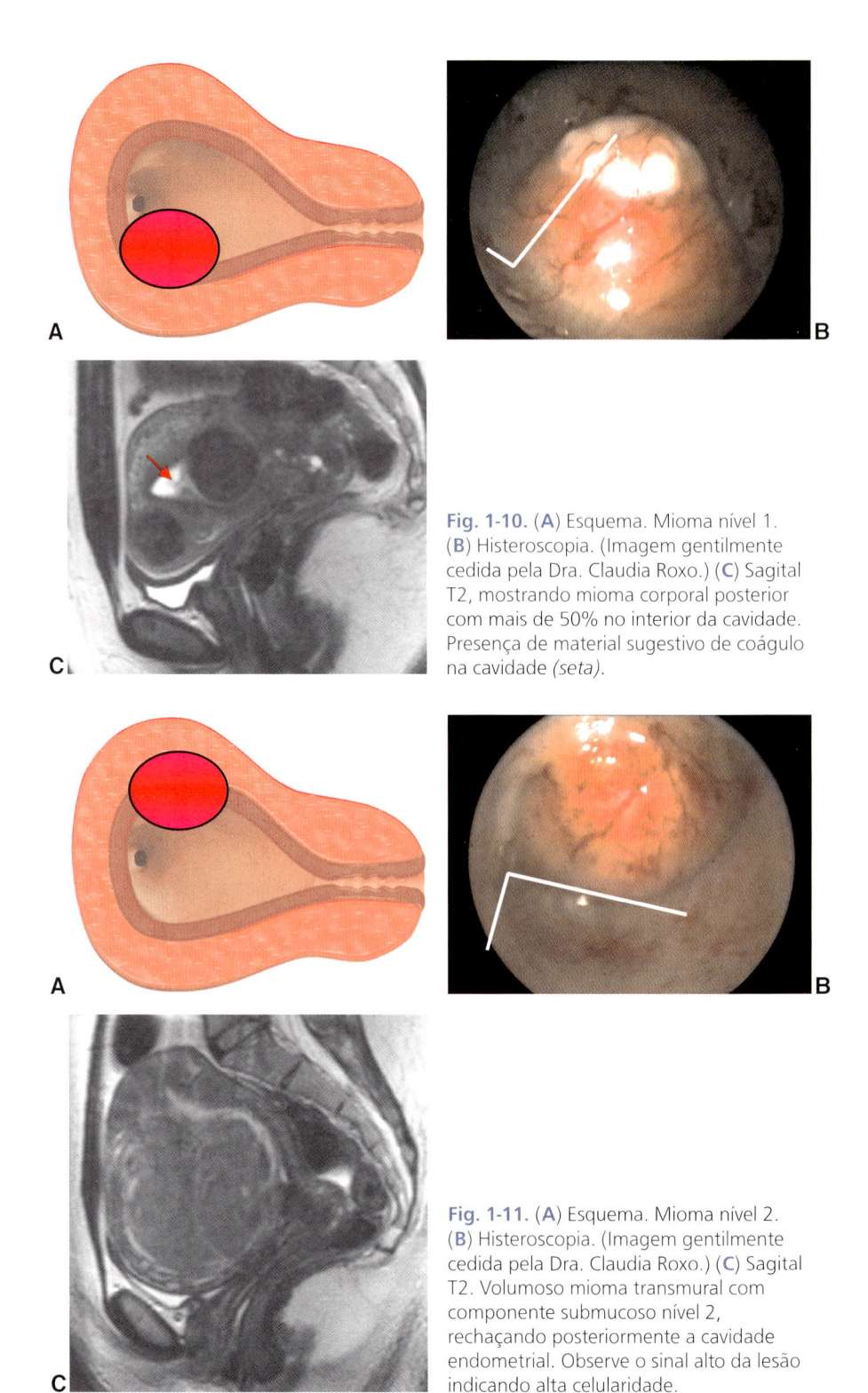

Fig. 1-10. (**A**) Esquema. Mioma nível 1. (**B**) Histeroscopia. (Imagem gentilmente cedida pela Dra. Claudia Roxo.) (**C**) Sagital T2, mostrando mioma corporal posterior com mais de 50% no interior da cavidade. Presença de material sugestivo de coágulo na cavidade *(seta)*.

Fig. 1-11. (**A**) Esquema. Mioma nível 2. (**B**) Histeroscopia. (Imagem gentilmente cedida pela Dra. Claudia Roxo.) (**C**) Sagital T2. Volumoso mioma transmural com componente submucoso nível 2, rechaçando posteriormente a cavidade endometrial. Observe o sinal alto da lesão indicando alta celularidade.

tração miometrial, dados como extensão da base do mioma em relação à parede uterina (1/3, > 1/3 a 2/3 e ≥ 2/3) e à topografia na cavidade uterina (terço inferior, médio e inferior). Destaca também os miomas em paredes laterais por determinarem maior dificuldade técnica.

A RM também deve informar a distância entre o componente intramural mais externo do mioma até a serosa, isto é, o manto miometrial livre, dado de extrema importância para evitar complicações como perfurações uterinas. Outro dado também relevante é a distância do componente intramural mais interno para o endométrio no caso de miomas intramurais, evitando entradas inadvertidas na cavidade endometrial.

Na presença de miomas subserosos, a RM pode demonstrar com precisão a base uterina, classificando-os em sésseis ou pediculados (Fig. 1-12).

Efeitos sobre outras estruturas pélvicas

O efeito sobre outras estruturas deve ser notificado no laudo e vai depender da localização e do tamanho do mioma, podendo explicar, por vezes, sintomas como sangramentos, aumento da freqüência urinária e constipação.

Tumores anteriores podem comprimir a bexiga; posteriores, o intestino; e intramurais/submucosos podem determinar distorção/distensão da cavidade endometrial. Miomas intraligamentares, por sua vez, podem ser responsáveis por hidronefrose por compressão ureteral.

Desta forma, a RM auxilia em muito a escolha do mioma a ser priorizado na terapia conservadora, principalmente no caso de miomatose múltipla.

Diagnóstico diferencial

Adenomiose/Adenomioma

Assim como os leiomiomas uterinos, a adenomiose tem apresentação clínica semelhante, com dismenorréia e menorragia e também exibe úteros globosos, aumentados de volume. A RM é o exame de escolha no diagnóstico e na caracterização da patologia, permitindo um tratamento adequado, visto que, enquanto para o mioma a conduta pode ser conservadora, por meio da miomectomia, para a adenomiose a terapia definitiva só é obtida com a histerectomia. Alguns critérios por imagem para a diferenciação são fundamentais, principalmente nos casos de adenomiose focal: área de sinal baixo com margens mal definidas sem efeito de massa proporcional ao tamanho indicam adenomiose, e circunscrita com efeito de massa sobre a cavidade endometrial são compatíveis com mioma. Presen-

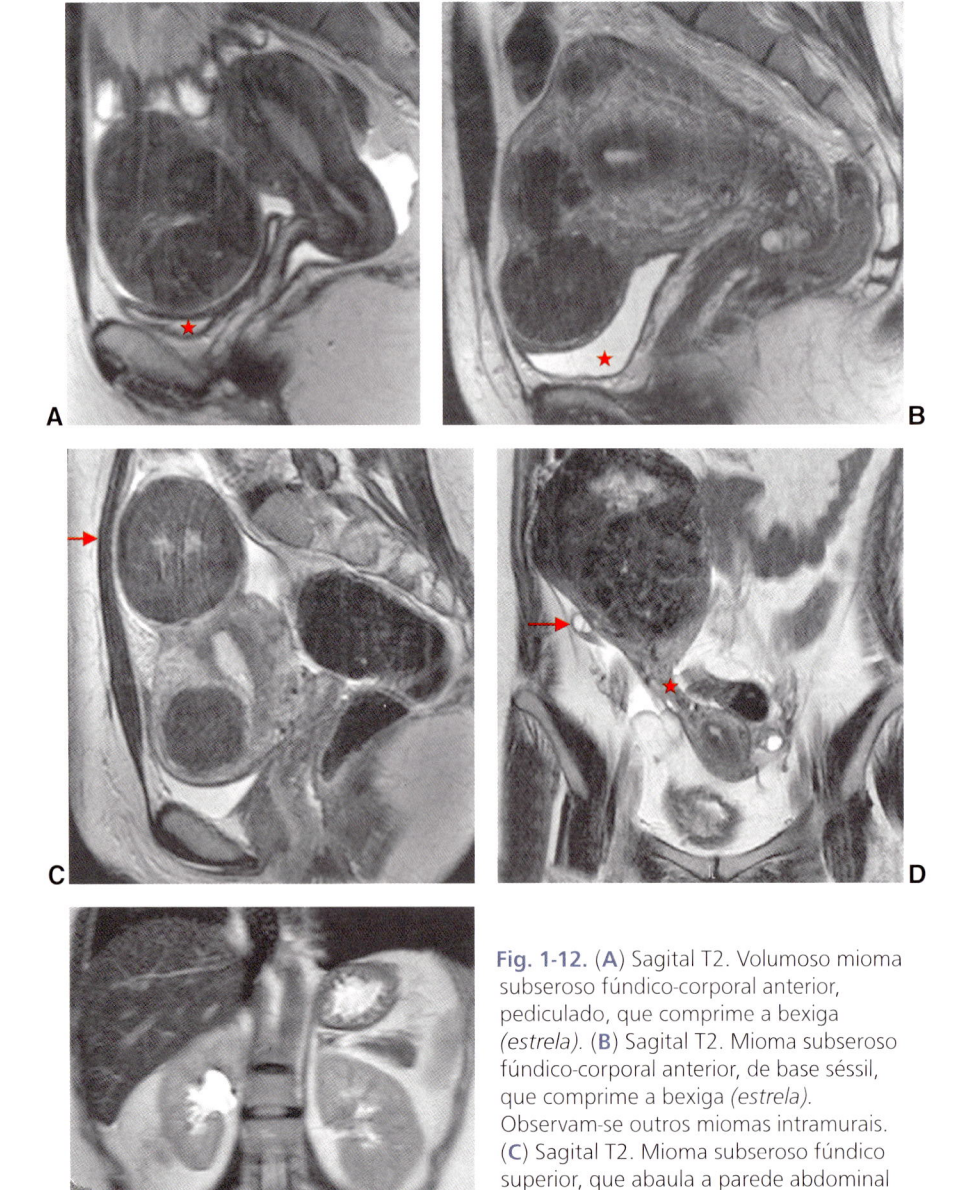

Fig. 1-12. (A) Sagital T2. Volumoso mioma subseroso fúndico-corporal anterior, pediculado, que comprime a bexiga *(estrela)*. **(B)** Sagital T2. Mioma subseroso fúndico-corporal anterior, de base séssil, que comprime a bexiga *(estrela)*. Observam-se outros miomas intramurais. **(C)** Sagital T2. Mioma subseroso fúndico superior, que abaula a parede abdominal anterior *(seta)*. **(D)** Sagital T2. Volumoso mioma subseroso fúndico-corporal lateral direito, com longo pedículo *(estrela)*, que rechaça lateralmente o ovário direito *(seta)*. **(E)** Coronal T2. Mesmo caso da Figura 1-12D. Hidronefrose do rim direito secundária à compressão do ureter pelo mioma.

ça de focos de sinal alto na ponderação T2 de permeio à lesão, por vezes com conteúdo hemorrágico, favorece o diagnóstico de adenomiose, devendo-se ter cuidado nos casos de adenomiose cística em que por vezes é difícil a diferenciação com miomas degenerados. No caso de adenomiomas, a distinção é mais delicada, na medida em que as imagens demonstram uma massa circunscrita com efeito de massa, freqüentemente sem contato com complexo endometrial, porém com margens mal definidas e com padrão vascular penetrante, ao contrário do mioma, onde os bordos são bem definidos e a vascularização é periférica (Fig. 1-13).

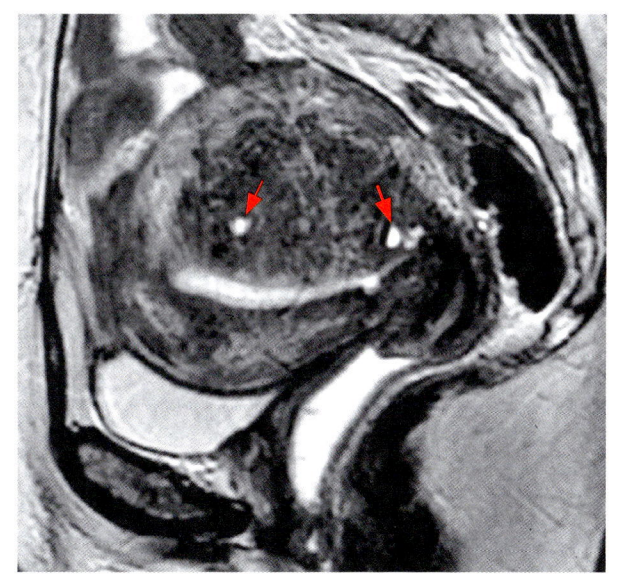

Fig. 1-13. Sagital T2. Adenomiose segmentar na parede corporal posterior. Observe o mínimo efeito compressivo sobre a cavidade e os focos brilhantes de tecido glandular ectópico de permeio *(setas)*.

Massas ovarianas

A RM permite a detecção e a caracterização dos miomas pediculados e a diferenciação destes de outros tipos de massa anexiais, ao demonstrar a continuidade com o útero. A habilidade da RM para demonstrar ovários normais, mesmo na presença de úteros volumosos, auxilia na etiologia da massa pélvica, ao excluir neoplasias ovarianas. Alguns tumores ovarianos, como fibroma e tumores de Brenner, apresentam à RM sinal baixo semelhante ao do mioma, em razão da presença de alto conteúdo fibroso. No entanto, o diagnóstico é possível pela individualização dos folículos e estroma ovariano ao redor.

Contração uterina focal

Contrações uterinas aparecem como massa de sinal baixo em T2 e podem simular miomas ou adenomiose focal. Pela natureza transitória da alteração, imagens subseqüentes demonstram a resolução da massa (Fig. 1-14).

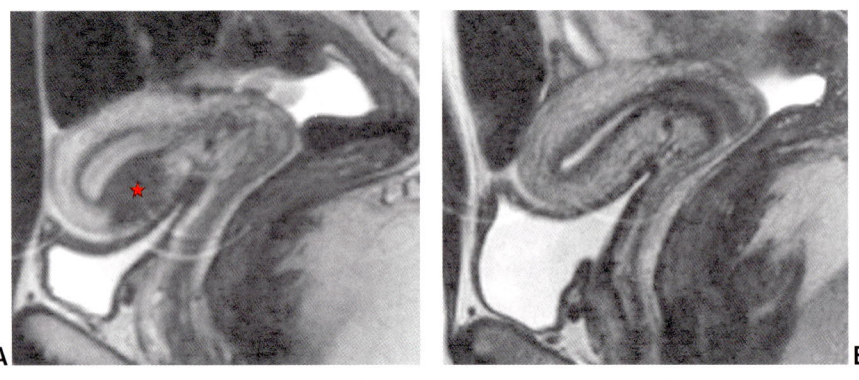

Fig. 1-14. (A e B) Sagital T2. Imagens da mesma paciente em tempos diferentes. Em A, nota-se área de sinal baixo corporal anterior *(estrela)*, não mais observada em B. Contração uterina transitória.

Pólipo endometrial

São lesões pediculadas intraluminais que, por vezes, se confundem com miomas submucosos. Os miomas usualmente exibem sinal baixo em T2, enquanto os pólipos mais freqüentemente apresentam sinal levemente hiperintenso ou isointenso em T2 (Fig. 1-15). No caso de miomas com áreas de degeneração, a distinção pode ser feita à histeroscopia, na qual o pólipo é recoberto pelo endométrio.

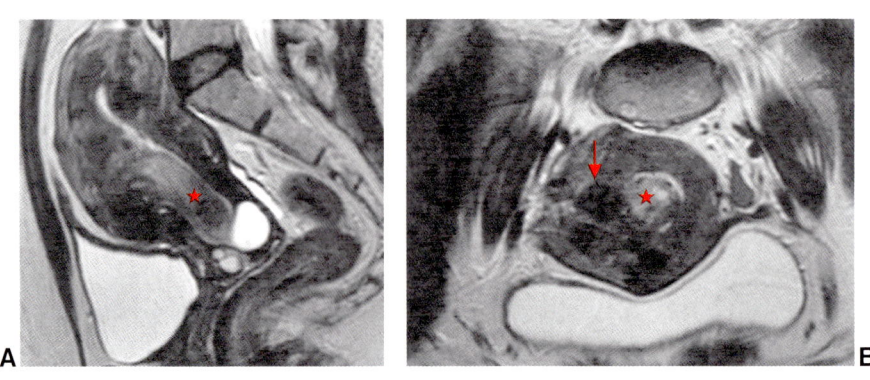

Fig. 1-15. (A) Sagital T2. Formação alongada com sinal elevado protruindo para o interior da cavidade endometrial *(estrela)*. (B) Coronal T2. Mesmo caso. Observe a diferença de sinal entre o pólipo *(estrela)* e o mioma intramural *(seta)*.

Leiomiossarcoma

O diagnóstico do leiomiossarcoma é histopatológico, caracterizado pela presença de atipia, necrose celular e alta taxa de mitose.

No estudo por RM usualmente se apresentam como grandes massas (6 a 10 cm), solitárias, intramurais, com sinal heterogêneo, podendo ter limites mal definidos com áreas de necrose, hemorragia e de degeneração mixóide (Fig. 1-16). O diagnóstico por RM, por vezes, é difícil, não havendo critérios de imagem bem estabelecidos na lesão localizada. O papel fundamental da RM está na determinação da extensão local, em virtude de sua alta resolução tecidual, e na detecção de metástases, auxiliando no planejamento terapêutico.

É importante ressaltar que o rápido aumento volumétrico não é critério para o diagnóstico.

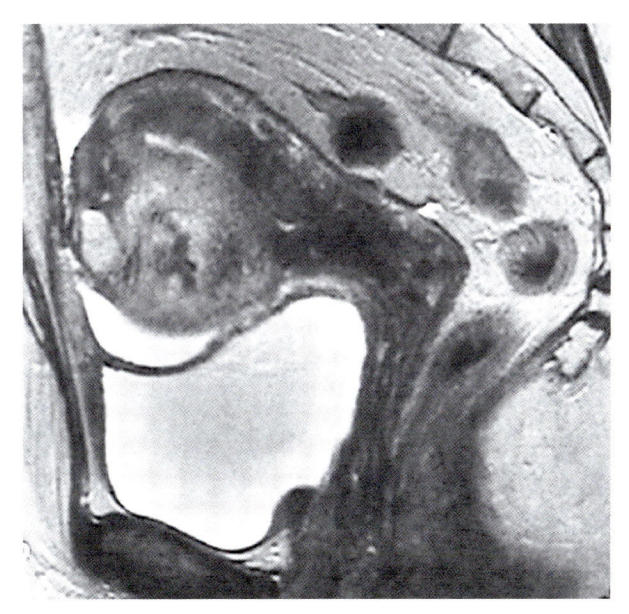

Fig. 1-16. Sagital T2. Massa com sinal heterogêneo, limites mal definidos. Leiomiossarcoma confirmado à cirurgia.

Papel da RM no tratamento conservador

Apesar do relativo alto custo, o exame de RM é indispensável para o planejamento de uma terapia conservadora. A classificação pré-operatória é fundamental, na medida em que vai direcionar miomas submucosos ou intramurais com componentes submucosos para a ressecção histeroscópica, enquanto miomas intramurais ou subserosos serão usualmente submetidos à miomectomia laparoscópica ou laparotômica. Soma-se ainda o ganho com informações relativas à distância da lesão para a serosa e o endométrio, minimizando o risco de complicações.

O estudo da relação do mioma com a zona juncional é importante para determinar se restará miométrio suficiente a fim de permitir gestações futuras.

A RM pode auxiliar na escolha dos miomas mais responsivos à terapia com análogos de GnRH, além demonstrar os seus resultados. Os miomas com alta celularidade, isto é sinal alto em T2 e realce exuberante pelo gadolínio, tendem a reduzir de volume após as aplicações, enquanto miomas com áreas de degeneração cística e com extensa hialinização são menos susceptíveis.

A seleção de miomas para embolização deve ser feita após estudo por RM, já que o sucesso terapêutico depende do grau de vascularização do mioma, ou seja, quanto maior a captação de contraste, maior a probabilidade de resposta. Estudos demonstram que miomas com sinal alto em T2 (refletindo a alta celularidade) têm boa resposta, enquanto que aqueles com sinal baixo em T2 e alto em T1 (mioma hemorrágico) tendem a apresentar resposta inadequada. Finalizando, a angio RM das artérias uterinas fornece uma mapa vascular pré-embolização ao radiologista intervencionista, sem uso de radiação ionizante (Figs. 1-17 e 1-18).

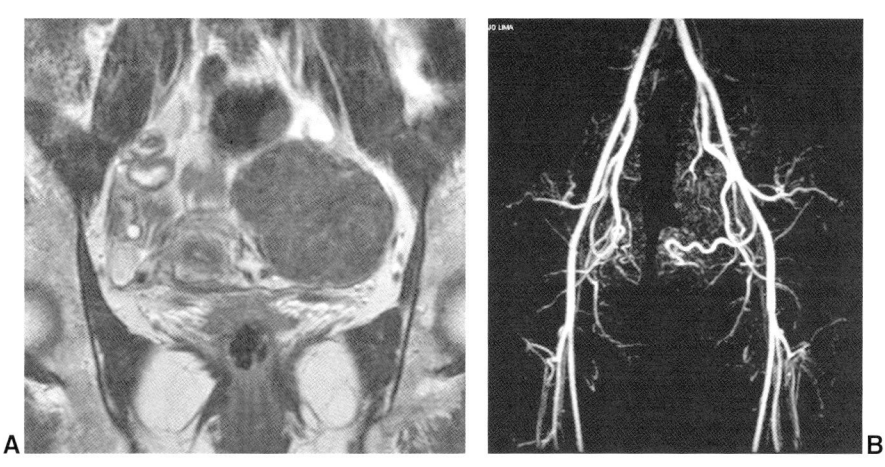

Fig. 1-17. (A) Coronal T2. Mioma pediculado corporal lateral esquerdo. (B) Reconstruções rotacionais MIP após contraste. Observe ectasia das artérias uterinas em torno do mioma, sendo dominante à esquerda.

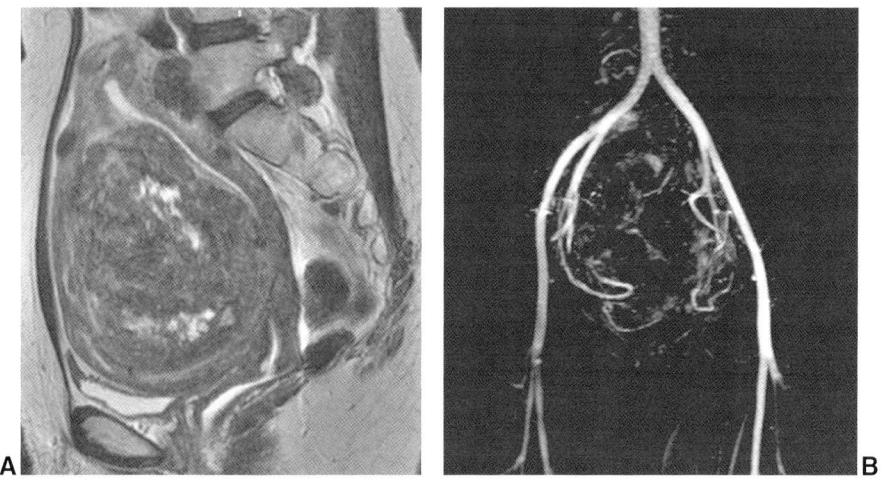

Fig. 1-18. (A) Sagital T2. Volumoso mioma transmural corporal-ístmico anterior, abaulando a parede abdominal, rechaçando a cavidade endometrial posteriormente e comprimindo a bexiga. (B) Reconstruções rotacionais MIP após contraste. Observe a irrigação do mioma pelas artérias uterinas.

ABORDAGEM NÃO-INVASIVA DOS MIOMAS UTERINOS – US FOCALIZADO GUIADO POR RM

Introdução

O uso terapêutico das ondas de ultra-som focalizadas para induzir a termocoagulação já vem sendo estudado desde 1942, e já tem sido aplicado mundialmente para diversos tipos de patologias. Embora atualmente na prática clínica existam outras formas de terapia térmica, como crioterapia, laser e radiofreqüência, o US é o único método que não requer dispositivos percutâneos para sua aplicação. Representa um meio terapêutico totalmente não-invasivo, na medida em que as ondas atravessam pele e tecidos, são direcionadas precisamente até o foco, fornecendo energia apenas no alvo escolhido.

No entanto, em virtude da dificuldade de monitorizar as doses térmicas administradas, a sua utilização de forma isolada não é amplamente aceita, especialmente nos Estados Unidos.

No início dos anos 1990, uma abordagem revolucionária foi introduzida com o uso da RM para guiar e monitorar a administração das ondas de ultra-som. Essa técnica permitiu, pela primeira vez, a mensuração precisa, em tempo real, das alterações de temperaturas no tecido, tanto diretamente no foco-alvo como em qualquer outro ponto tecidual.

Técnica–Termometria por RM

A habilidade da RM em realizar a termometria em tempo real, durante as aplicações individuais de ondas de ultra-som (insonações), é a sua maior vantagem perante outros métodos utilizados para guiar procedimentos terapêuticos. Isso é possível em virtude da alteração na freqüência de ressonância protônica da água em resposta às alterações de temperatura. Assim, quando uma única insonação é direcionada a um ponto focal, ocorrem vibrações moleculares e efeitos mecânicos, determinando alteração da temperatura tecidual. Essa alteração pode ser mensurada através de seqüências gradiente eco em diferença de fase no foco-alvo antes, durante e imediatamente após a insonação, gerando mapas térmicos em tempo real.

O uso da termometria por RM promove, portanto, algumas características únicas: a) no caso da administração de ondas com baixa energia, localiza as insonações individualmente; b) quando alta energia é utilizada, permite a medida da dose térmica administrada; e c) mais importante, promove o *feedback* instantâneo da eficácia de cada insonação. Caso a termometria por RM demonstre que a dose não está sendo apropriada para gerar o efeito térmico tecidual desejado, isto é, a necrose de coagulação, os parâmetros do tratamento podem ser alterados para melhorar os resultados (p. ex., aumentar a energia).

Ultra-som focalizado guiado por RM no tratamento de miomas uterinos

O US focalizado guiado por RM representa um acoplamento perfeito de duas tecnologias: a RM para definir o alvo e para controlar e monitorizar a ablação e um transdutor que controla e administra ondas de ultra-som focalizadas, o único método que induz destruição tecidual focal por necrose de coagulação de uma forma totalmente não-invasiva. É um sistema fechado que permite planejamento, guia, controle e *feedback* direto da eficácia da terapia térmica.

O tratamento é realizado em um sistema chamado de ExAblate 2000® (InSightec, Haifa, Israel) numa unidade diagnóstica de RM de 1,5 T (General Electric Healthcare, Milwaukee, Wis). O transdutor fica localizado no interior da maca da RM (Fig. 1-19). Durante o tratamento, o paciente é posicionado em decúbito ventral no local do transdutor, sobre um coxim de gel, permitido o acoplamento acústico para a passagem homogênea das ondas de ultra-som (Fig. 1-20). O paciente é instruído a retirar todos os pêlos, e as cicatrizes são delimitadas. Cicatrizes extensas (usualmente ao longo do comprimento do abdome) são contra-indicações ao tratamento, visto que a cicatriz absorve a energia do ultra-som, podendo causar queimaduras locais.

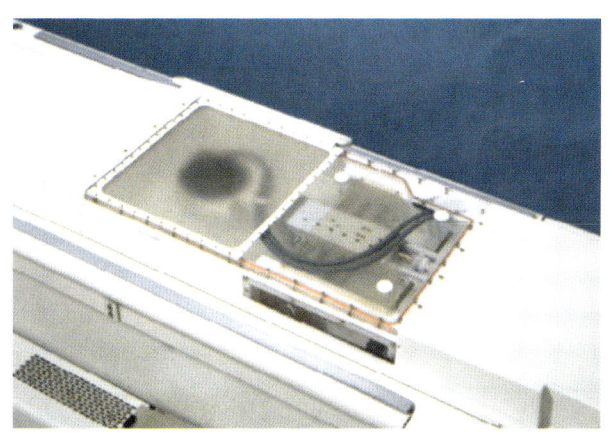

Fig. 1-19. Maca da RM com transdutor acoplado.

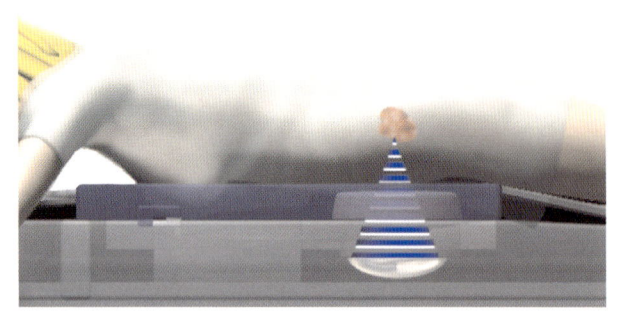

Fig. 1-20. Paciente em decúbito ventral sobre coxim de gel. O feixe de ondas é focalizado no mioma, semelhante à capacidade da lente de aumento em focalizar a energia luminosa.

Planejamento pré-tratamento

Imagens ponderadas em T2 de toda a pelve são adquiridas nos três planos ortogonais, incluindo a pele e a parede abdominal. As imagens são transferidas ao aparelho de controle do ExAblate®, e a região de tratamento é manualmente desenhada pelo radiologista (Fig. 1-21), sendo o volume-alvo analisado superposto ao feixe das ondas de ultra-som nos três planos (Fig. 1-22). A avaliação tridimensional da passagem do feixe é

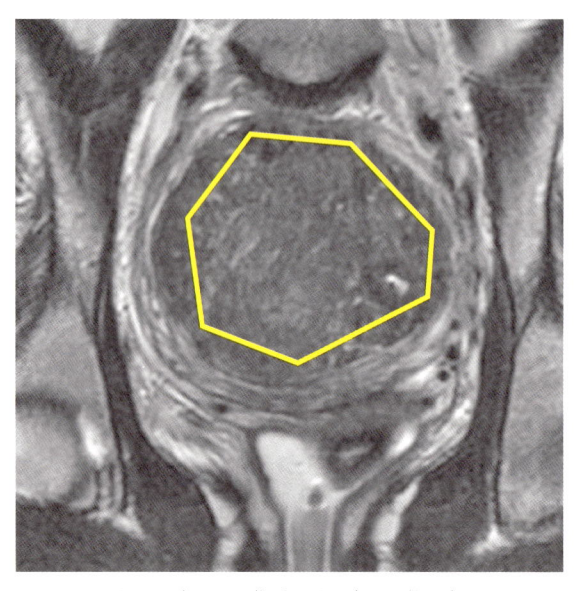

Fig. 1-21. Coronal T2. Delimitação da região de tratamento em amarelo.

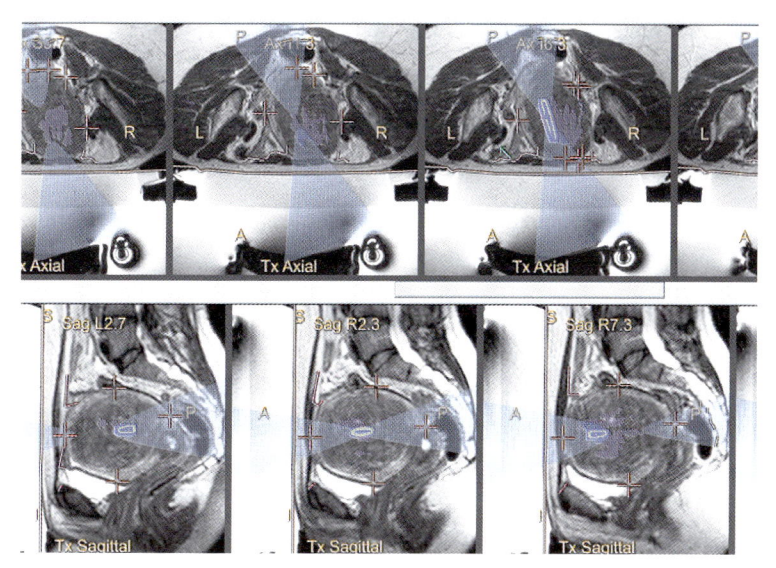

Fig. 1-22. Sagital e axial T2 com superposição dos feixes de tratamento.

importante para assegurar os seguintes itens de segurança: a) ausência de passagem do feixe através ou junto das alças intestinais; b) ausência de feixe sobre cicatrizes; e c) que o feixe distal ao ponto focalizado não passe próximo ao sacro, ao nervo ciático e seus ramos.

Tratamento

O procedimento se inicia com insonação de baixa força (50-100 W), com a termometria adquirida simultaneamente. As imagens adquiridas fornecem informação a respeito da localização do foco e permitem ao médico ajustar sua posição, caso necessário. Com a exata localização do foco, e sendo este bem visto ao mapa térmico, o procedimento continua com aumento gradual da força até que dose terapêutica seja atingida.

Ao atingir a dose terapêutica, o procedimento evolui com as insonações planejadas. A cada insonação, as imagens de RM ilustram o aquecimento local, e a tela do ExAblate® demonstra a alteração da temperatura através de mapa e gráficos térmicos (Fig. 1-23). A temperatura alcançada é monitorizada, sendo usualmente acima de 60°C. Na prática se objetiva alcançar temperaturas em torno de 70-80°C, de forma a assegurar a necrose tecidual. O objetivo de cada procedimento é realizar a ablação do maior volume tecidual possível do mioma selecionado.

Durante o tratamento, o paciente recebe sedativos venosos leves para uma anestesia consciente, deixando-o confortável e com pouca ou nenhuma dor ao longo das insonações. Um aspecto muito importante é a

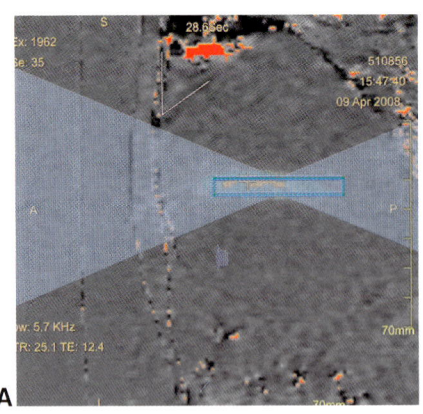

Fig. 1-23. (**A**) Sagital. Imagem térmica ao longo do eixo da onda de ultra-som focalizado. Dose térmica em um único foco *(spot)* após a insonação. (**B**) Tela do *workstation* do ExAblate durante o procedimento. Parâmetros e gráfico de temperatura. Pico de temperatura de 86°C.

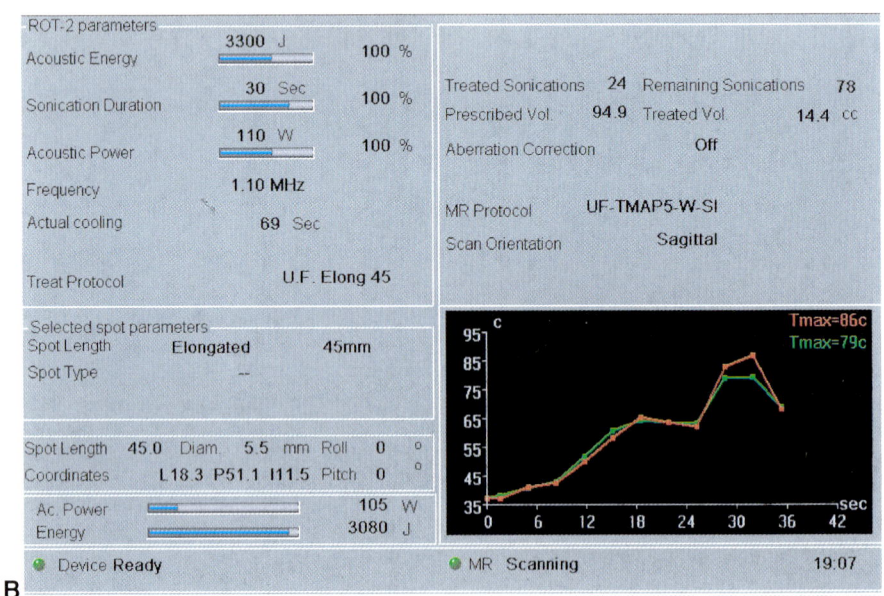

contínua comunicação entre o paciente e o médico, de forma a monitorizar os sintomas a cada insonação. Caso o paciente relate sensação de queimadura na pele e estímulo no nervo ciático, os parâmetros técnicos devem ser alterados. Podem ocorrer cólicas, que são normais durante o tratamento e amenizadas com medicação.

Controle pós-tratamento

Ao fim das insonações planejadas, o contraste endovenoso é administrado e são adquiridas novas imagens, as quais vão demonstrar o tecido necrótico como a área não perfundida no interior do mioma (Fig. 1-24).

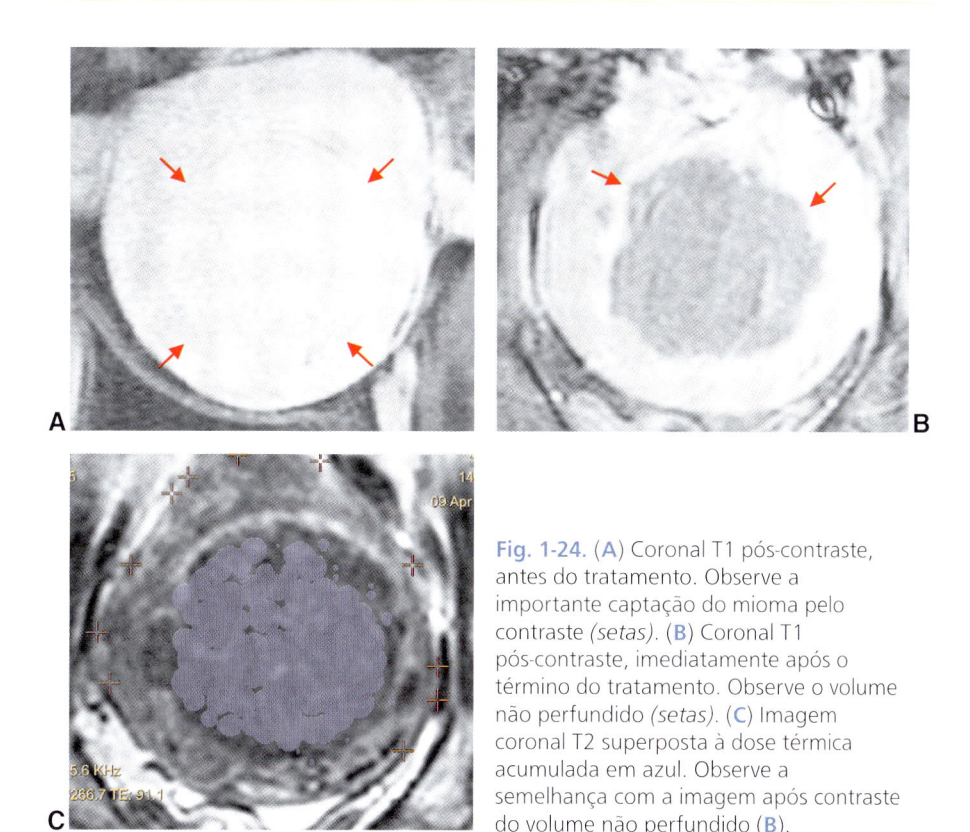

Fig. 1-24. (A) Coronal T1 pós-contraste, antes do tratamento. Observe a importante captação do mioma pelo contraste *(setas)*. **(B)** Coronal T1 pós-contraste, imediatamente após o término do tratamento. Observe o volume não perfundido *(setas)*. **(C)** Imagem coronal T2 superposta à dose térmica acumulada em azul. Observe a semelhança com a imagem após contraste do volume não perfundido **(B)**.

O paciente é retirado da sala de RM, a pele é inspecionada, e ele permanece no hospital por cerca de 30-60 minutos, sendo liberado sob cuidados de membro familiar.

Indicações de casos

O estudo por RM com contraste é indispensável para a indicação do tratamento. O mioma é avaliado quanto a localização, tamanho e sinal na ponderação T2 e padrão de captação de contraste.

Os estudos demonstram que os miomas com sinal baixo (escuros) em T2 tendem a ser mais responsivos, enquanto que os mais claros são menos receptivos, provavelmente em virtude da grande quantidade de líquido por aumento da celularidade. Miomas calcificados e com grandes áreas de degeneração cística, mixóide, hemorrágica ou necrótica não têm indicação ao tratamento.

O limite do tamanho do mioma é variável, girando em torno de 2 a 10 cm. Lesões maiores podem ser submetidas previamente a análogos de GnRH e tratadas após a redução temporária das suas dimensões.

O número limite de miomas a serem tratados em uma única sessão vai depender da localização e do tamanho dos mesmos, usualmente limitando-se a cerca de 2-3 miomas.

O tratamento não está indicado para miomas submucosos totalmente intracavitários, visto que podem ser submetidos a uma ressecção histeroscópica com baixa dificuldade técnica. Com relação a miomas pediculados, usualmente se estima que sua base seja cerca de, pelo menos, 50% do maior eixo da lesão, evitando o possível risco de destacamento do mesmo para cavidade.

Resultados – *Follow-up*

O sucesso técnico do procedimento vai depender da redução da sintomatologia, e da redução do volume do mioma, por meio de novo exame de RM em 6-9 meses após o tratamento (Fig. 1-25).

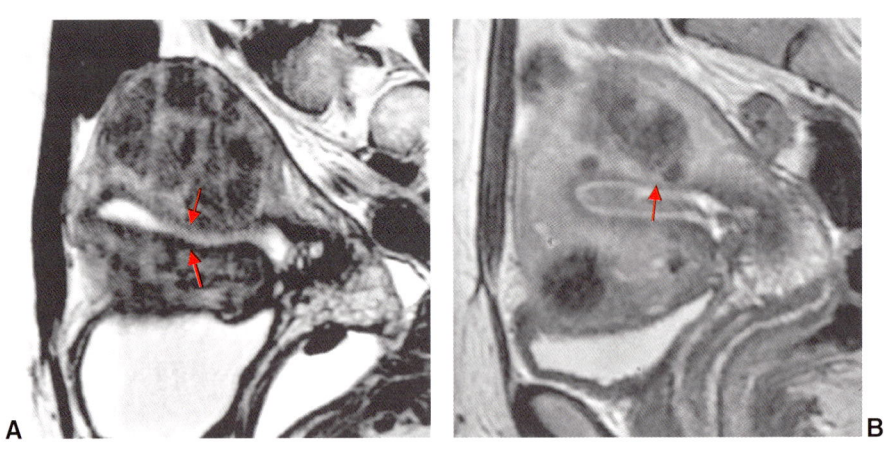

A   **B**

Fig. 1-25. (A) Sagital T2 antes do tratamento. Mioma fúndico corporal posterior abaulando o endométrio *(setas)*. **(B)** Sagital T2. Oito meses após o tratamento. Redução volumétrica com retificação do endométrio *(seta)*.

BIBLIOGRAFIA

Arleo EK, Khilnani NM, Ng A, Min RJ. Features influencing patient selection for fibroid treatment with MR guided focused ultrasound. *J Vascular & Interventional Radiology* 2007;18(5):681-685.

Cline HE, Schenck JF, Hynynen K, Watkins RD, Souza SP, Jolesz FA. MR-guided focused ultrasound surgery. *J Comput Assist Tomogr* 1992;16:956-965.

Crispi. *Tratado de videoendoscopia e cirurgia minimamente invasiva em ginecologia.* 2. ed. Rio de Janeiro: Revinter, 2007.

FEBRASGO. *Leiomioma uterino.* Manual de orientação. São Paulo: Ponto, 2004.

Fennessy F, Tempany CM, McDannold N, *et al.* MRI-guided focused ultrasound surgery of uterine leiomyomas: results of different treatment guideline protocols. *Radiology* 2007;243:885-893.

Fennessy FM, Tempany CM. MRI-guided focused ultrasound surgery of uterine leiomyomas. *Acad Radiol* 2005;12:1158-1166.

Fukunishi H, Funaki K, Ikuma K, Kaji Y, Sugimura K, Kitazawa R, Kitazawa S. Unsuspected uterine leiomyosarcoma: magnetic resonance imaging findings before and after focused ultrasound surgery. *Int J Gynecol Cancer* 2007;17:705-734.

Funaki K, Fukunishi H, Funaki T, Sawada K, Kaji Y, Maruo T. Magnetic resonance-guided focused ultrasound surgery for uterine fibroids: relationship between the therapeutic effects and signal intensity of pre-existing T2-weighted MR images. *Am J Obstet Gynecol* 2007 Feb;196(2):184.e1-6.

Hanstede MMF, Tempany MC, Stewart EA. Focused ultrasound surgery of intramural leiomyomas may facilitate fertility: a case report. *Fertility & Sterility* 2007 Aug;88(2):497.e5-7.

Hesley G, Felmlee JP, Gebhart JB, Dunagan KT, Gorny KR, Kesler JB, Brandt KR, Glantz JN,Goustout BS. Noninvasive treatment of uterine fibroids: early mayo clinic experience with Magnetic resonance imaging-guided focused ultrasound. *Mayo Clinic Proceedings* 2006;81(7):936-942.

Hindley J, Gedroyc WM, Regan L, *et al.* MRI guidance of focused ultrasound therapy of uterine fibroids: early results. *AJR Am J Roentgenol* 2004;183:1713-1719. [Published correction appears in AJR *Am J Roentgenol* 2005;184:348.]

Hueda H *et al.* Unusual appearances of uterine leiomyomas: MR imaging findings and their histopathologic backgrounds. *Radiographics* 1999;19:S131-145.

Ishihara Y, Calderon A, Watanabe H, *et al.* A precise and fast temperature mapping using water proton chemical shift. *Magn Reson Med* 1995;34:814-823.

Kido A *et al.* Diffusely enlarged uterus: evaluation with MR imaging. *Radiographics* 2003;23:1423-1439.

Lasmar RB, Barrozo PRM, Dias R, Oliveira MAP, Pontes A, Dias DS. Miomas submucosos: classificação pré-operatória para avaliação da viabilidade da cirurgia histeroscópica. *RBGO* 2004;26(4):305-309.

Lenard ZM, McDannold N, Fennessy FM, *et al. Predictors of success in MRI-guided focused ultrasound therapy of uterine leiomyomas.* Presented at the 15th scientific meeting and exhibition of the international society for magnetic resonance in medicine, 2007.

Leon-Villapalos J, Kaniorou-Larai M, Dziewulski P. Full thickness abdominal burn following magnetic resonance guided focused ultrasound therapy. *Burns* 2005;31:1054-1055.

Lynn JG, Zwemer RL, Chick AJ, Miller AE. A new method for the generation and use of focused ultrasound in experimental biology. *J Gen Physiol* 1942;26:179-193.

Masui T *et al.* Pseudolesions related to uterine contraction: characterization with multiphase-multisection T2-weighted MR imaging. *Radiology* 2003 May;227(2):345-52.

McDannold N, Tempany CM, Fennessy FM, So MJ, Rybicki FJ, Stewart EA, Jolesz FA, Hynynen K. Uterine leiomyomas: MR imaging-based thermometry and thermal dosimetry during focused ultrasound thermal ablation. *Radiology* 2006;240(1):263-272.

Morita Y, Ito N, Ohashi H. Pregnancy following MR-guided focused ultrasound surgery for a uterine fibroid. *Int J Gynaecol Obstet* 2007 Oct;99(1):56-7.

Murase E *et al.* Uterine leiomyomas: histopathologic features, MR imaging findings, differencial diagnosis, and treatment. *Radiographics* 1999;19:1179-1197.

Shimada K *et al.* Triple-phase dynamic MRI of intratumoral vessel density and hialinization grade in uterine leiomyoma. *AJR* 2004;182:1043-1050.

Smart OC, Hindley JT, Regan L, Gedroyc W. Gonadotrophin-releasing hormone and magnetic-resonance-guided ultrasound surgery for uterine leiomyomata. *Obstetrics & Gynecology* 2006;108(1):49-54.

Smart OC, Hindley JT, Regan L, Gedroyc WM. Magnetic resonance guided focused ultrasound surgery of uterine fibroids – The tissue effects of GnRH agonist pre-treatment. *European J of Radiology* 2006;59(2):163-167.

Stewart EA, Rabinovici J, Tempany CM, *et al.* Clinical outcomes of focused ultrasound surgery for the treatment of uterine fibroids. *Fertil Steril* 2006;85:22-29. [Published correction appears in *Fertil Steril* 2006;85:1072.]

Takahashi. K *et al.* Value of magnetic resonance imaging in predictng efficacy of GnRH analogue treatment for uterine leiomyoma. *Human Reproduction* 2001;16(9):1989-1994.

Tempany CM *et al.* Image-guided thermal therapy of uterine fibroids. *RadioGraphics* 2007;27:1819-1826.

Tempany CM, Stewart EA, McDannold N, Quade BJ, Jolesz FA, Hynynen K. MR imaging guided focused ultrasound surgery of uterine leiomyomas: a feasibility study. *Radiology* 2003;226:897-905.

CAPÍTULO 2

Diagnóstico por Imagem das Massas Ovarianas – US e RM

Isabela Oliveira Franco
Fernanda Chagas Monteiro de Melo
Karla Uchôa Garrido

INTRODUÇÃO

A investigação de uma massa anexial é um problema clínico comum. Na avaliação ultra-sonográfica do ovário é importante correlacionarmos a imagem com a idade e a fase do ciclo menstrual da paciente. Na análise das massas ovarianas, devemos considerar suas dimensões, pois cistos menores que 2 cm nas pacientes em idade fértil são mais sugestivos de serem funcionais.

O conteúdo das massas também deve ser analisado. Quando anecóico, com paredes finas e reforço posterior, é indicativo de cisto simples. Quando estes são levemente ecogênicos, podem sugerir conteúdo líquido de alto teor protéico, hemático ou inflamatório. A presença de alta ecogenicidade sugere componente sólido. Devemos ainda considerar o aspecto de suas paredes, a presença de septos, se finos ou espessos.

Os indicadores ultra-sonográficos de risco de neoplasia tornam-se crescentes quanto maior a complexidade da massa, sendo cistos multiloculares septados com irregularidades parietais suspeitos de neoplasia ovariana maligna.

A possibilidade de diferenciação entre massas benignas e malignas foi melhorada com o Doppler colorido, que permite visualizar os vasos das massas ovarianas, permitindo diferenciar os tumores sólidos das estruturas não-vascularizadas. As medidas de velocidades, índices de resistência e pulsatilidade dão informações adicionais na detecção de vasos tumorais. Índices de resistência menores que 0,40 e de pulsatilidade menores que 1,0 são sugestivos de lesões malignas.

A ressonância magnética da pelve provou ser um poderoso método de imagem na caracterização de massas anexiais. A RM pode ser utilizada para a avaliação da presença de gordura, sangue ou fluido simples nas lesões, além de possuir capacidade de avaliar tecidos sólidos e sua impregnação pelo contraste. A RM da pelve permite melhor avaliação de detalhes anatômicos multiplanares das massas ovarianas, com indicativo dos componentes estruturais das massas e com informações da vascularização obtidas com o uso de contraste, principalmente no caso de teratomas císticos maduros, endometriomas e fibromas. A RM é particularmente útil na avaliação da extensão do tumor para o útero, a bexiga, o reto ou a parede pélvica lateral, determinando sua ressecabilidade cirúrgica.

Na avaliação adequada da pelve por RM, as imagens devem ser obtidas em pelo menos dois planos. A aquisição de imagens ponderadas em T1 e T2 é fundamental na delineação da anatomia pélvica e na caracterização dos tecidos. Seqüências ponderadas em T1 com supressão de gordura ajudam na diferenciação de massas com componente de gordura e de sangue. A seqüência ponderada em T1 pós-contraste e com supressão de gordura é recomendada para a avaliação de implantes peritoneais e para confirmar a presença de componentes sólidos no tumor.

Neste capítulo abordaremos o diagnóstico das massas ovarianas pela US e pela RM, destacando as principais patologias e seus aspectos no estudo por imagem.

MASSAS OVARIANAS BENIGNAS

Cistos funcionais

À US, apresentam aspecto anecóico, com paredes finas e lisas, reforço posterior (Fig. 2-1). São considerados cistos quando maiores que 3 cm. Podem atingir grandes dimensões, necessitando de complementação do estudo por via abdominal.

À RM, correspondem a massas císticas bem delimitadas, que nos casos não complicados apresentam sinal baixo (iso ou hipointenso) em T1 e sinal alto (hiperintenso) em T2. Podem mostrar captação periférica e ausência de realce central, típico comportamento de cistos simples.

O controle evolutivo dessas lesões demonstra regressão, na maioria das vezes.

O cisto de corpo lúteo surge na segunda fase do ciclo. À US, apresenta-se com paredes espessas e irregulares, vascularização periférica, anelar ao Doppler colorido com baixa resistência e regride no controle evolutivo.

À RM, observam-se sinal intermediário ou aumentado em T1, sinal alto em T2, captação variável, geralmente parietal (Fig. 2-2).

O cisto hemático tem aspecto ultra-sonográfico de uma massa ovariana complexa, com ecos internos, formando trabeculações em rede ou em teia, e os coágulos são evidenciados como áreas ecogênicas de aspectos variados (Fig. 2-3).

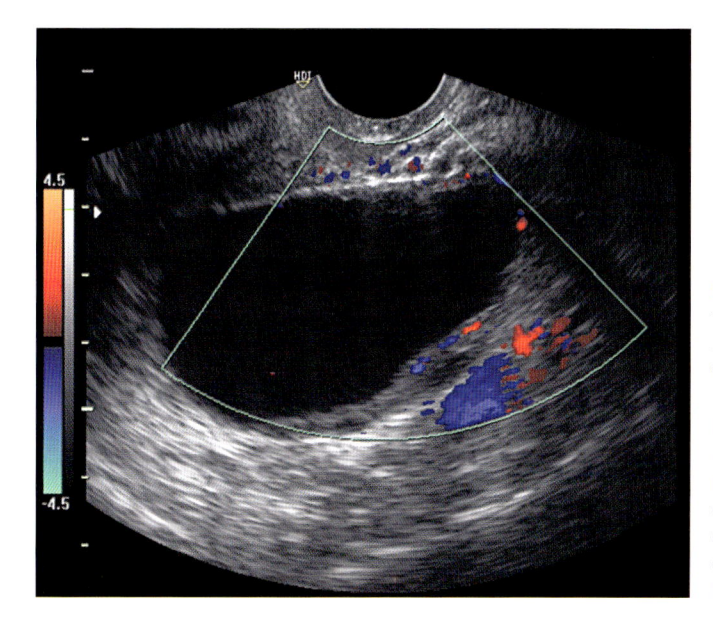

Fig. 2-1. Cisto funcional. Conteúdo anecóico, paredes finas.
O mapeamento com Doppler colorido revelou fluxo periférico e ausência de fluxo no interior. (Imagem gentilmente cedida pela Dra. Myrta Felix.)

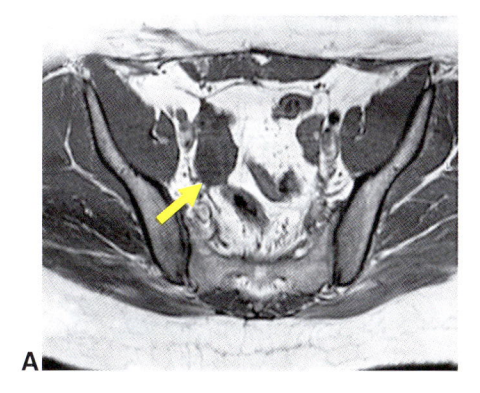

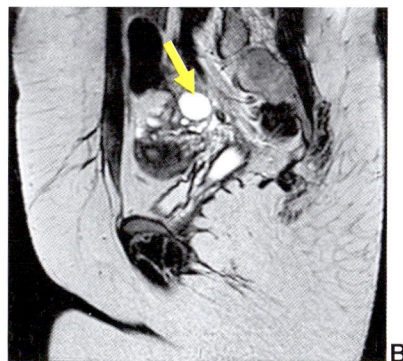

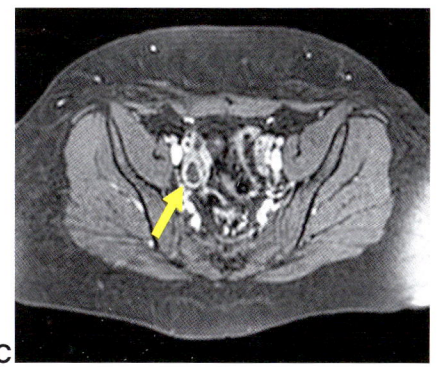

Fig. 2-2. (**A**) Cisto de corpo lúteo *(setas)*. (**A**) T1 axial, (**B**) T2 sagital e (**C**) T1 axial com supressão de gordura, mostrando imagem cística com hipossinal em T1 e hipersinal em T2 e que, após administração de contraste, demonstra realce parietal.

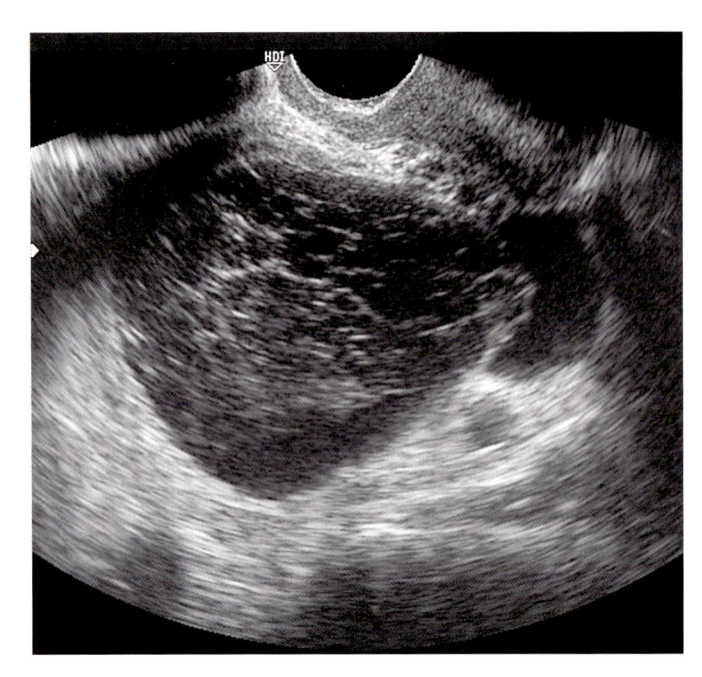

Fig. 2-3. Cisto hemático. Massa cística com conteúdo predominantemente anecóico, contendo ecos e trabeculação no interior. Cisto hemorrágico. (Imagem gentilmente cedida pela Dra. Myrta Felix.)

Cistoadenoma seroso

É o tumor ovariano benigno mais freqüente em pacientes com idade entre 20-50 anos e pode ser bilateral em 20% dos casos. É o tipo histológico mais freqüente (60%). É caracterizado por conteúdo líquido homogêneo pouco denso, com cápsula fina, geralmente unilocular. Pode ter vários septos finos que separam as diversas cavidades císticas, dando aspecto multiloculado, simulando algumas vezes espessamentos focais ou papilares, fazendo, nessas situações, diagnóstico diferencial com neoplasias malignas (cistoadenocarcinoma seroso).

À US, os cistos serosos são massas císticas, esféricas, com conteúdo anecóico, sem vegetações ou espessamentos parietais (homogêneas), com reforço acústico posterior. Quando septados, são finos, em número variado. O Doppler mostra vascularização na periferia com velocidade e índices de resistência intermediários.

O tumor se manifesta como uma massa cística unilocular ou multilocular com sinal homogêneo à RM, com parede ou septo fino e sem componente de vegetação endocística ou exocística. O comportamento do sinal é típico e característico dos cistos, ou seja, sinal muito baixo em T1 e hipersinal em T2 (Fig. 2-4).

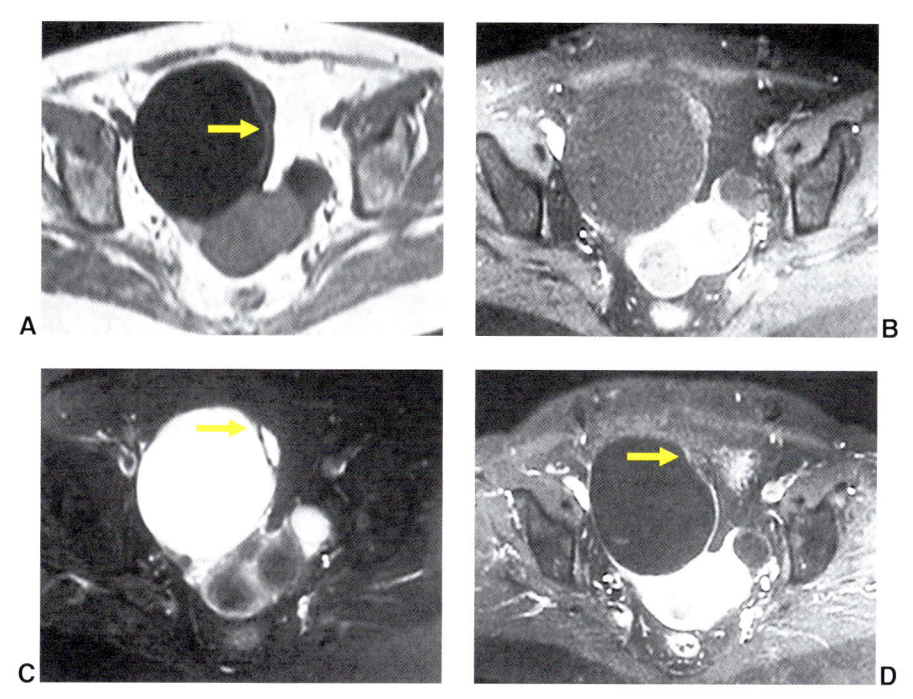

Fig. 2-4. Cistoadenoma seroso de ovário (**A**) T1 axial, (**B**) T1 com supressão de gordura, (**C**) T2 com supressão de gordura, (**D**) T1 com supressão de gordura pós-contraste. Lesão cística com septo *(seta)*, com sinal baixo em T1 e alto em T2. Há realce parietal e do septo.

Cistoadenoma mucinoso

É responsável por aproximadamente 20% das neoplasias ovarianas benignas. É benigno em 80% dos casos e freqüentemente unilateral (bilateral em aproximadamente 5%). Acomete mulheres a partir dos 40 anos. Cerca de 10% dos tumores ovarianos mucinosos são malignos (Fig. 2-5).

À US, mostra-se como massa cística, levemente ecogênica, eventualmente com tênues septações. Pode atingir grandes dimensões, ser multiloculado e, mais freqüentemente, unilateral.

À RM, manifesta-se como uma massa cística multilocular, que apresenta parede ou septo fino, sem um componente de vegetação endocística ou exocística e com conteúdo líquido heterogêneo. Os lóculos do tumor muitas vezes apresentam diferentes intensidades de sinal nas imagens ponderadas em T1 e T2 e têm uma aparência de "vitral", em decorrência dos conteúdos protéicos e hemorrágicos. Raramente, aparece como cisto unilocular. Como seu conteúdo é altamente protéico (mucina), apresenta à RM sinal com intensidade variável, podendo ser hiperintenso em T1 (pelo alto valor protéico), e variável em T2 tendendo a hiperintenso (Fig. 2-5).

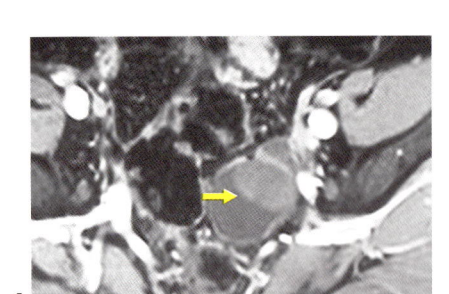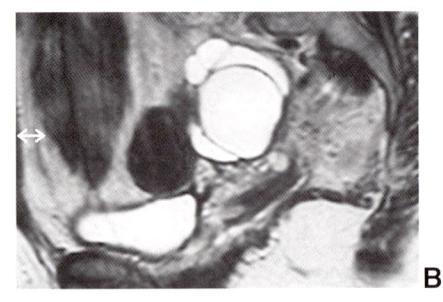

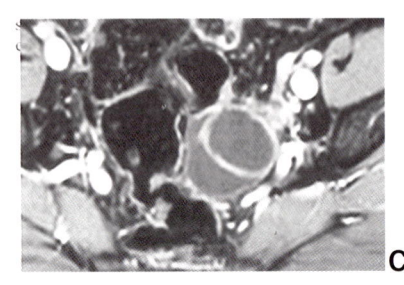

Fig. 2-5. Cistoadenoma mucinoso. (**A**) T1 com supressão de gordura axial, (**B**) T2 sagital e (**C**) T1 com supressão de gordura axial, pós-contraste. Lesão cística multisseptada com hipossinal em T1 e hipersinal em T2, com realce parietal e dos septos. Há discreto hipersinal em T1 em um dos lóculos da lesão *(seta)*.

O pseudomixoma peritoneal é uma forma de acometimento do cistoadenoma mucinoso que cursa com implantes mucinosos apendicecais, ou conteúdo ovariano tumoral na superfície peritoneal, classificando-se como tumor intermediário *(borderline)*.

Endometrioma

Acomete pacientes em idade reprodutiva, com história de dor pélvica crônica, progressiva e infertilidade, representando 20% dos tumores ovarianos.

O endometrioma pode ser uni ou multilocular, solitário ou múltiplo, apresentando envolvimento ovariano bilateral em cerca de 30-50% dos casos.

Apresenta-se como cisto de paredes finas com ecos de baixa intensidade homogeneamente distribuídos na ultra-sonografia. Ao Doppler colorido, exibe vascularização periférica com valores de IR e IP intermediários (Fig. 2-6).

No exame de RM, os achados típicos incluem hiperintensidade do sinal na ponderação T1 que persiste nas seqüências com supressão de gordura, diferenciando-os dos teratomas.

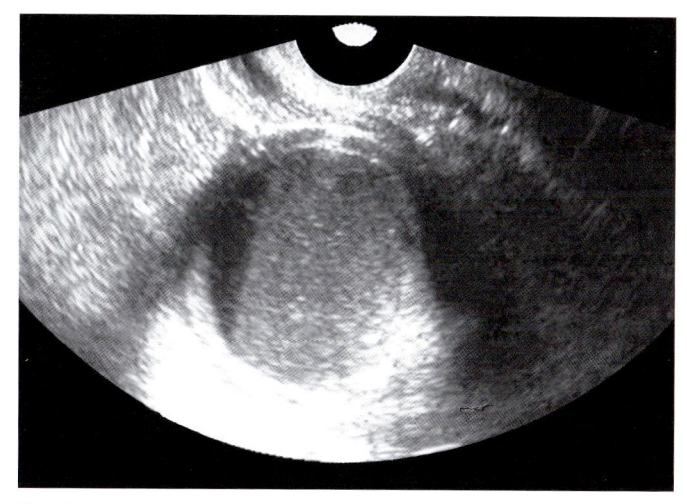

Fig. 2-6. Endometrioma. Formação cística contendo finos ecos no interior homogeneamente distribuídos. (Imagem gentilmente cedida pela Dra. Ana Massá.)

A variação gradual do sinal na ponderação T2, denominada *shadding* (isto é, perda do sinal no interior da lesão), reflete o sangramento crônico com acúmulo de altas concentrações de ferro e proteína. Esse achado ajuda na diferenciação com os cistos hemorrágicos funcionais, os quais são transitórios e não demonstram *shadding* (Fig. 2-7). A cápsula com sinal baixo em T1 e T2 decorre da fibrose e da presença de macrófagos com hemossiderina. No entanto, é importante ressaltar que a presença de produtos sanguíneos, em diferentes fases de degradação, pode determinar variações de sinal, por vezes, dificultando o diagnóstico específico.

A presença da hiperintensidade em T1 e *shadding* em T2 ou múltiplos cistos, independentes do sinal em T2, tem alta sensibilidade (90%) e especificidade (98%) no diagnóstico definitivo dos endometriomas.

A transformação maligna do endometrioma é rara (estimada em 0,3-0,8%), sendo o carcinoma endometrióide e o de células claras os tipos histológicos mais comuns.

Teratoma cístico maduro ou cisto dermóide

O teratoma maduro é o tumor ovariano benigno mais comum em mulheres com menos de 45 anos, sendo a massa ovariana mais comum na criança. Aproximadamente 85% são detectados entre 20 e 50 anos de idade.

Em 10 a 15% das pacientes, ocorre bilateralmente. Em 3% dos casos pode ter transformação maligna. É um tumor derivado das células germi-

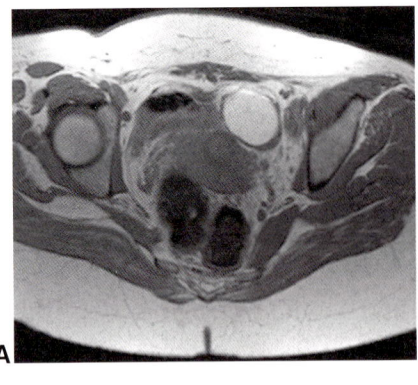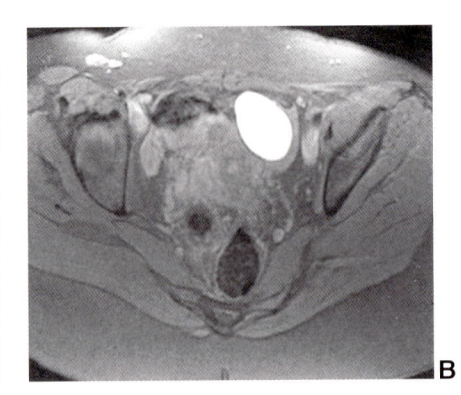

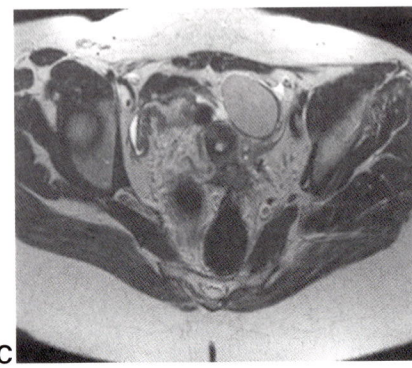

Fig. 2-7. Imagens ponderadas em T1 (**A**), T1 com supressão de gordura (**B**) e em T2 (**C**). Lesão no ovário esquerdo com hipersinal em T1 que persiste na seqüência com supressão de gordura e com sinal baixo em T2 *(shadding)*.

nativas ovarianas, podendo ter componentes do ectoderma, mesoderma ou endoderma. Geralmente, predomina o ectoderma, por isso é descrito como cisto dermóide. É freqüentemente unilocular, com componente de queratina e glândulas sebáceas, podendo ser encontrado dentes, cabelos, pele, cartilagem, gordura, músculos e tecido tireoidiano. Usualmente, existe uma protuberância que se projeta para o interior do cisto, conhecido com nódulo de Rokitansky. O cabelo tipicamente surge dessa protuberância e quando osso e os dentes estão presentes, eles também tendem a estar localizados nesse nódulo. Tem crescimento lento e geralmente é assintomático, sendo descoberto em exame de rotina.

Os teratomas maduros demonstram um grande espectro de achados de imagem, variando de uma lesão puramente cística a uma massa mista, com todos os componentes das três camadas de células germinativas, à uma massa composta predominantemente de gordura. À US, observamos as imagens complexas devidas ao seu conteúdo. Em geral, o aspecto é de uma massa sólida com intensa atenuação acústica posterior (Figs. 2-8 e 2-9). Podem-se observar protuberâncias características de partes moles (nódulos de Rokitansky).

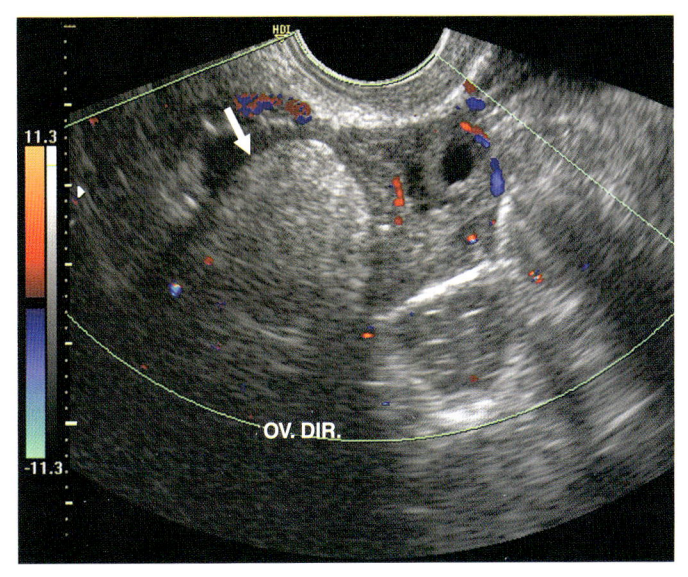

Fig. 2-8. Cisto dermóide. Cisto com conteúdo sólido *(seta)*, ecogênico, com sombra acústica posterior. O Doppler colorido mostra ausência de vascularização no componente sólido. (Imagem gentilmente cedida pela Dra. Myrta Felix.)

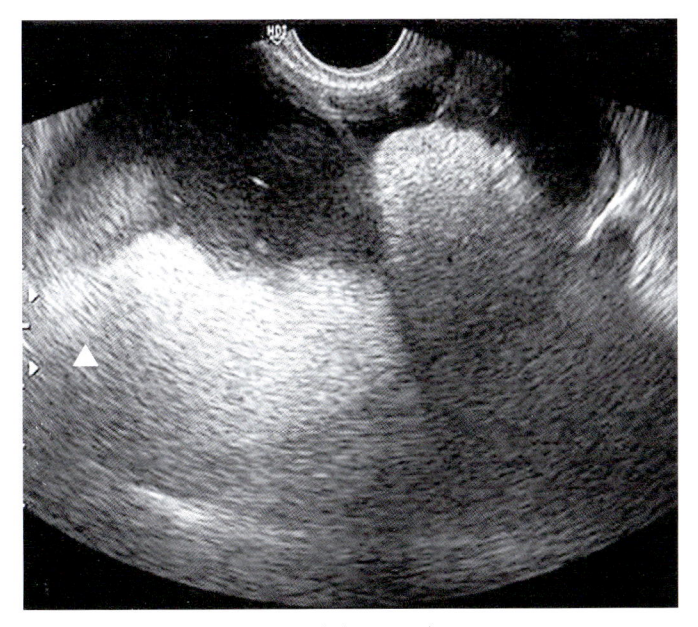

Fig. 2-9. Teratoma. Formação cística complexa com massa vegetante ecogênica no interior, com sombra acústica posterior. (Imagem gentilmente cedida pela Dra. Myrta Felix.)

O diagnóstico do teratoma cístico maduro pela RM é muito confiável, já que esse método tem grande sensibilidade na detecção de gordura. Aspectos característicos incluem gordura dentro da lesão, níveis de gordura-líquido ou líquido-líquido, camadas de debris, calcificação com intensidade de sinal baixo (geralmente dentes) e nódulos de Rokitansky (tampões dermóides presos à parede do cisto) (Figs. 2-10 a 2-12).

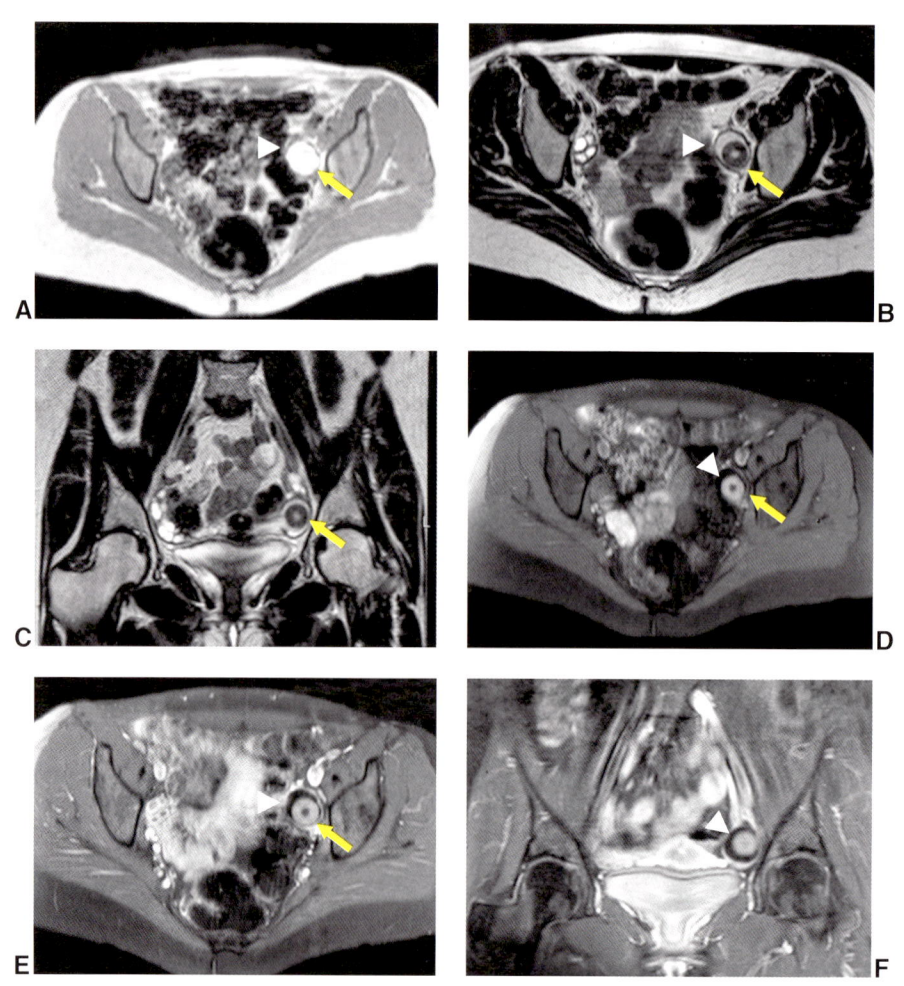

Fig. 2-10. Teratoma maduro. Imagens ponderadas em T1 axial (**A**), T2 axial (**B**) e coronal (**C**), T1 com supressão de gordura axial sem contraste (**D**) e após o contraste axial (**E**) e coronal (**F**). Formação anexial esquerda com imagem nodular *(seta)* com hipersinal em T1 e hipossinal em T2, com discreto realce após o contraste. Evidencia-se halo de hipersinal em T1 e em T2, que corresponde a gordura, confirmada com a queda de sinal na ponderação T1 com supressão de gordura *(cabeça de seta)*.

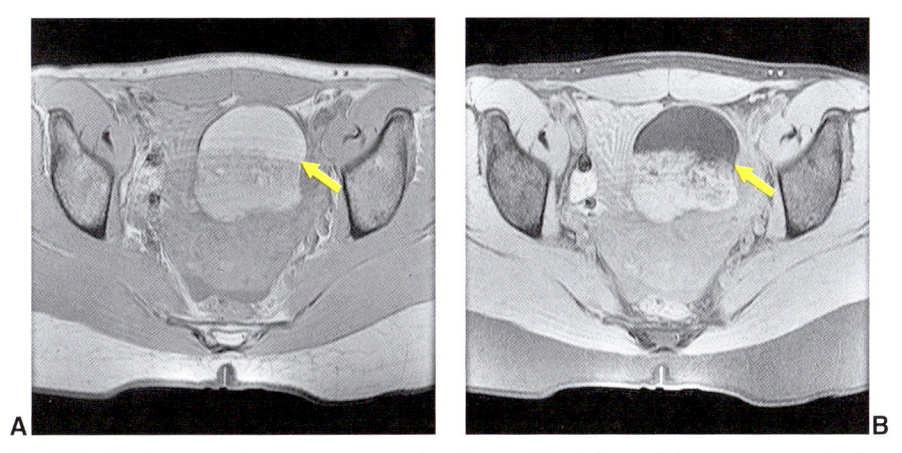

Fig. 2-11. Teratoma maduro. Imagens ponderadas em T1 axial sem (**A**) e com supressão de gordura (**B**), evidenciando imagem cística com conteúdo heterogêneo, com nível gordura-líquido *(seta)*.

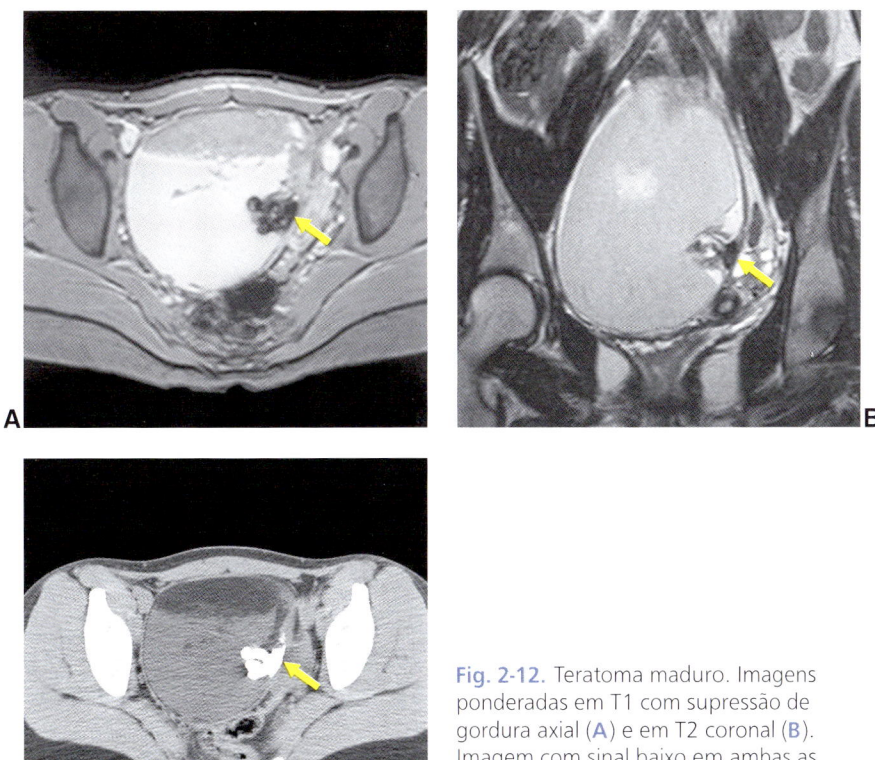

Fig. 2-12. Teratoma maduro. Imagens ponderadas em T1 com supressão de gordura axial (**A**) e em T2 coronal (**B**). Imagem com sinal baixo em ambas as ponderações na parede lateral esquerda da lesão, sugerindo calcificação *(seta)*, confirmada ao corte axial de tomografia computadorizada (**C**).

Nas imagens ponderadas em T1 e T2, evidenciamos o material gorduroso com sinal elevado, semelhante ao tecido gorduroso subcutâneo. Utilizando uma técnica de supressão de gordura, conseguimos diferenciar um teratoma cístico de um processo anexial hemorrágico, com uma sensibilidade de 92-95%. Seqüências com supressão seletiva de gordura vão suprimir o sinal alto da gordura, confirmando o diagnóstico (Fig. 2-13).

Formas menos comuns de teratomas maduros são os tipos compostos somente de um tecido. São eles o *struma ovarii,* o tumor carcinóide ovariano e os tumores com diferenciação neural.

Struma ovarii é um tumor ovariano incomum que contém tecido tireoidiano e está associado a hipertireoidismo. Os espaços císticos podem ter intensidade de sinal variável em virtude das diferenças na viscosidade dentro do líquido. Alguns dos espaços císticos podem demonstrar sinal baixo em T1 e T2, em virtude do material colóide gelatinoso e espesso. Gordura não é identificada nestas lesões. Os componentes sólidos demonstram realce significativo pós-gadolínio e correspondem a tecido tireoidiano.

A transformação maligna é rara e ocorre em aproximadamente 2% dos teratomas maduros císticos. A degeneração maligna dos teratomas císticos maduros consiste na diferenciação de tecidos, dando origem a carcinoma de células transicionais, sarcoma, adenocarcinoma e melanoma.

Carcinoma de células escamosas é o tipo mais comum de degeneração maligna, correspondendo a 80% dos casos. A transformação maligna usualmente ocorre em mulheres na pós-menopausa, diferente do tera-

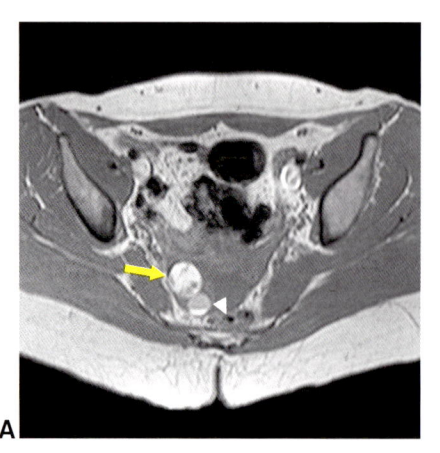 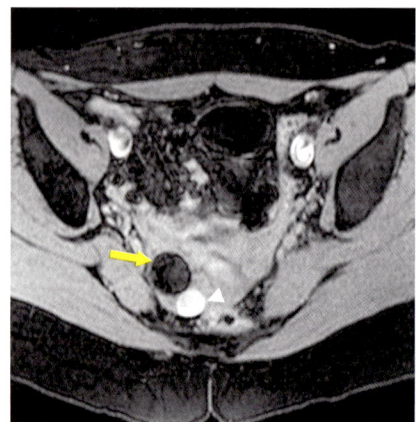

Fig. 2-13. Teratoma maduro e cisto hemorrágico. Imagens axiais ponderadas em T1 sem (**A**) e com supressão de gordura axial (**B**). Na seqüência ponderada em T1 sem supressão de gordura evidenciamos duas lesões com sinal predominantemente alto em T1 no ovário direito, que na seqüência com supressão de gordura confirmou se tratar de um cisto dermóide *(seta)* e um cisto hemorrágico *(cabeça de seta).*

toma cístico maduro, que tende a acometer mulheres em idade reprodutiva. Achados de imagem são de tumores que contêm gordura, com componente sólido que se estende além de sua parede ou que invade órgãos pélvicos adjacentes.

A protuberância de Rokitansky é um sítio comum de transformação maligna.

Tumores sólidos – fibroma e tecoma

São tumores benignos, que constituem aproximadamente 4% das neoplasias ovarianas.

O fibroma é o tumor mais comum dos tumores do estroma dos cordões sexuais. Fibromas simples são diagnosticados mais freqüentemente em mulheres mais jovens (com menos de 50 anos) e geralmente são assintomáticos. Podem estar associados a síndrome de Meigs (ascite, tumor ovariano e derrame pleural à direita). Fibrossarcomas são raros.

Seu conteúdo pode ser puramente fibroblástico, lipídico (comum) ou a combinação dos dois. À US, mostram-se como massas sólidas hipoecogênicas ovarianas, homogêneas com atenuação de feixe acústico posterior ou com calcificações periféricas. Podem estar associados a ascite ou derrame pleural em 40% dos casos, principalmente nas lesões maiores. O Doppler colorido revela hipovascularização.

À RM, apresentam sinal de baixa intensidade e homogêneo em T1 e em T2 e realce fraco após contraste (Fig. 2-14).

O tecoma simples surge mais freqüentemente nas mulheres na menopausa e na perimenopausa. O tecoma rico em lipídeo demonstra atividade estrogênica, em contraste com o fibroma, que não apresenta atividade estrogênica. Cerca de 60% das pacientes na pós-menopausa apresentam sangramento uterino e mais de 20% têm carcinoma endometrial associado. À US, tem aspecto de massa sólida.

À RM, fibromas, tecomas e fibrotecomas ovarianos têm uma grande importância do ponto de vista radiológico, já que se apresentam como uma massa sólida, simulando uma neoplasia maligna. Contudo, por apresentarem uma abundância de colágeno e de componentes fibrosos, esses tumores demonstram achados de imagem relativamente diagnósticos. O tumor se apresenta como uma massa sólida homogênea, com realce tardio e com sinal baixo em T1 e com sinal muito baixo em T2 (Fig. 2-14). Calcificações podem ser sugeridas pela presença de focos de sinal marcadamente reduzido. Áreas esparsas de sinal alto na massa indicam edema ou degeneração cística (Fig. 2-15).

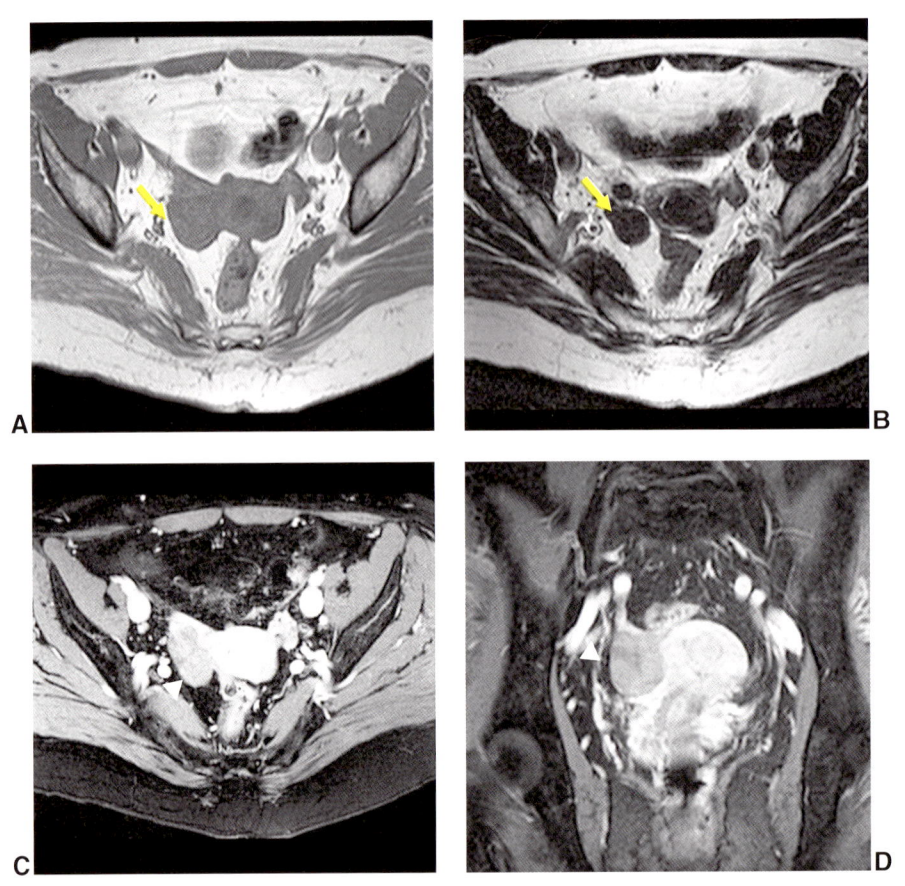

Fig. 2-14. Fibroma. Imagens ponderadas em T1 axial (**A**) e T2 (**B**) e em T1 com supressão de gordura pós-contraste em axial (**C**) e coronal (**D**). Lesão nodular no ovário direito *(seta)* com sinal intermediário em T1 e muito baixo em T2, com discreto realce após o contraste (**C** e **D**) *(cabeça de seta).*

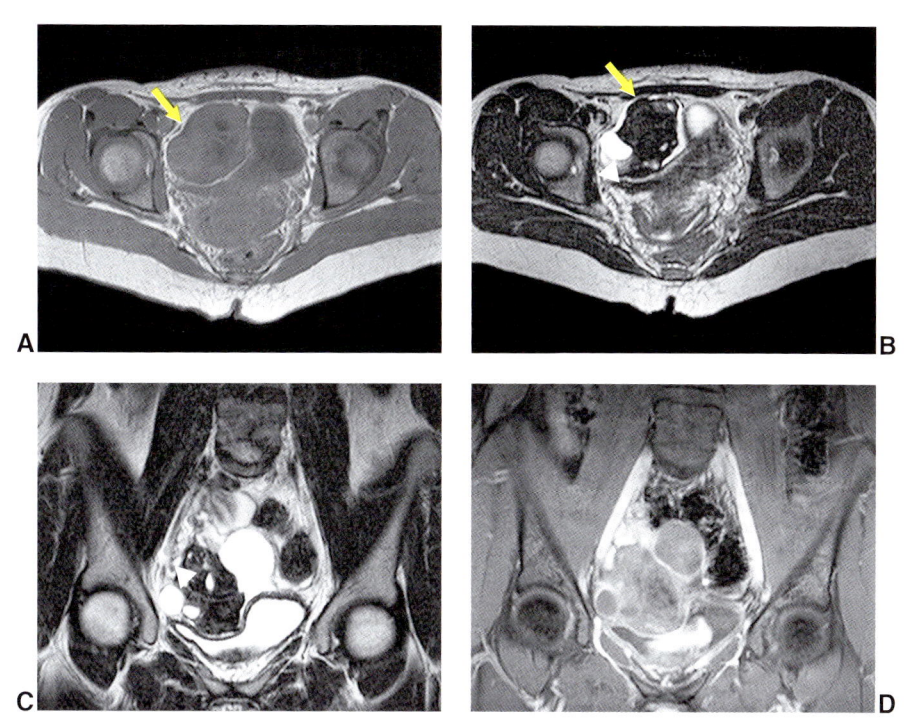

Fig. 2-15. Fibroma. Imagens ponderadas em T1 axial (**A**), em T2 axial (**B**) e coronal (**C**) e T1 com supressão de gordura pós-contraste (**D**). Formação predominantemente sólida com sinal intermediário em T1 e muito baixo em T2 *(seta)*, imagens císticas com sinal alto de permeio *(cabeça de seta)*, e discreto realce após o contraste.

Miomas uterinos pedunculados e miomas do ligamento largo freqüentemente se apresentam como uma massa anexial ou ovariana, tipicamente com sinal muito baixo em T2 (Fig. 2-16). O sinal da ponte vascular ajuda na diferenciação do mioma com o fibroma ovariano. Miomas subserosos são nutridos pelos vasos da artéria uterina que cursam ao longo do miométrio e podem aparecer entre o mioma e o útero, achado chamado de ponte vascular.

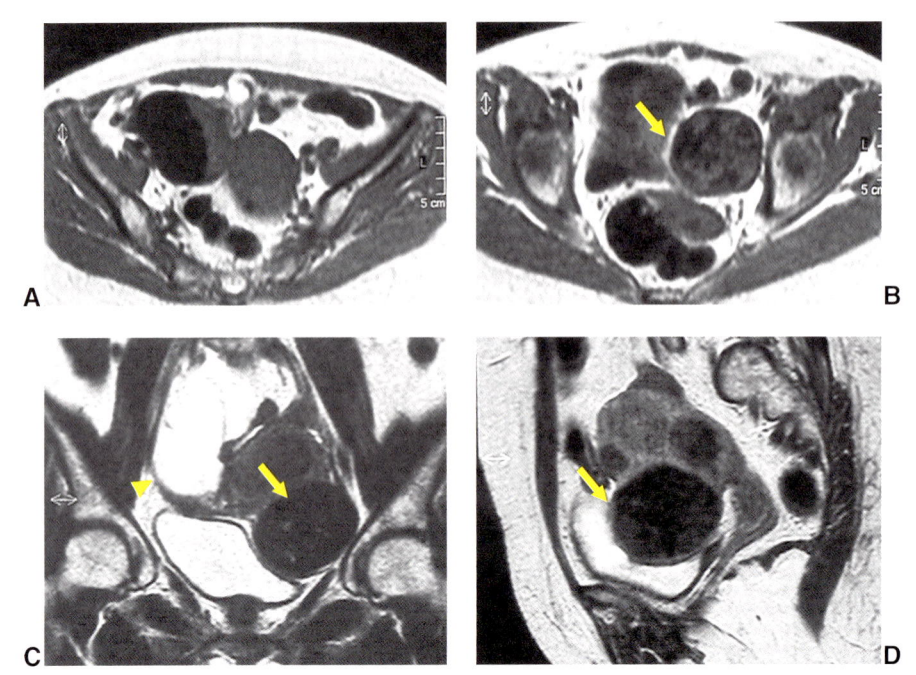

Fig. 2-16. Imagens ponderadas em T1 axial (**A, B**) e em T2 coronal (**C**) e sagital (**D**). Evidenciam-se duas lesões em projeções anexiais, uma cística com componente sólido no anexo direito *(cabeça de seta)* e outra sólida com sinal predominantemente intermediário em T1 e muito baixo em T2 *(seta)*, semelhante ao sinal de fibroma, mas nas seqüências em coronal e sagital observamos que se trata de um mioma subseroso.

MASSAS OVARIANAS MALIGNAS

O câncer de ovário é a segunda malignidade ginecológica mais co-mum nos Estados Unidos e corresponde a 4% dos cânceres entre as mu-lheres. É a quinta causa de morte em mulheres depois do câncer de pul-mão, mama, cólon e pâncreas. Geralmente tem um curso silencioso, o que faz com que seja descoberto em um estágio mais avançado. Cerca de 2/3 de todos os carcinomas ovarianos se encontram no estágio III ou IV da doença no momento do diagnóstico (Figs. 2-17 e 2-18). Portanto, tanto a prevenção primária, quanto sua detecção precoce são decisivas na sobre-vida da paciente. Apenas 30% dos cânceres de ovário são detectados precocemente.

A patogenia do câncer de ovário é multifatorial. O fator de risco mais significativo é a história familiar, em que uma causa genética pode estar implicada e corresponde a 5-10% de todos os casos. Pacientes com tumo-res ovarianos hereditários geralmente são mais jovens, normalmente se encontram na pré-menopausa.

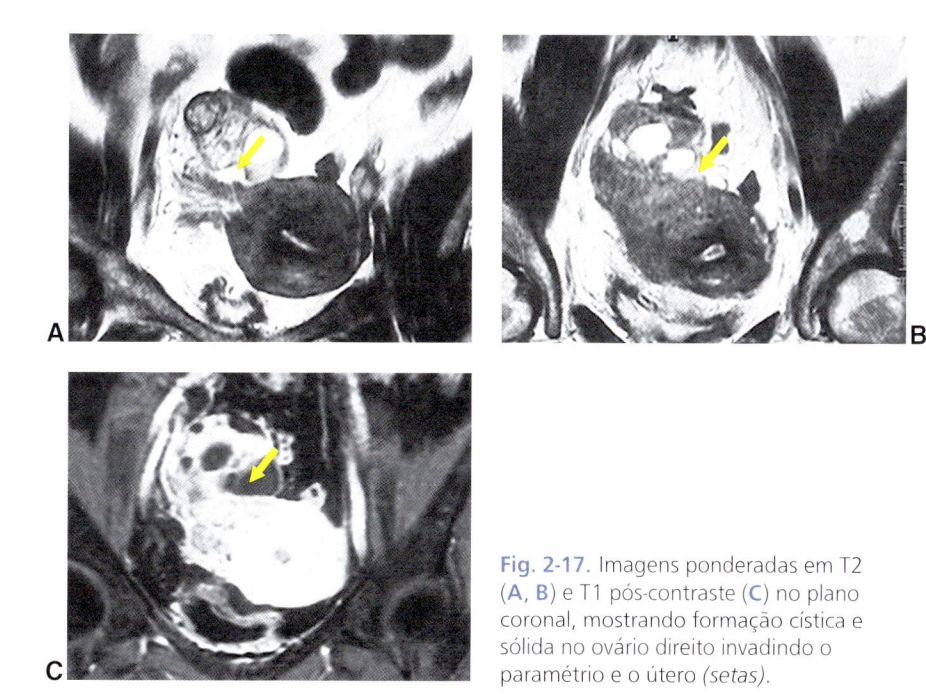

Fig. 2-17. Imagens ponderadas em T2 (**A**, **B**) e T1 pós-contraste (**C**) no plano coronal, mostrando formação cística e sólida no ovário direito invadindo o paramétrio e o útero *(setas)*.

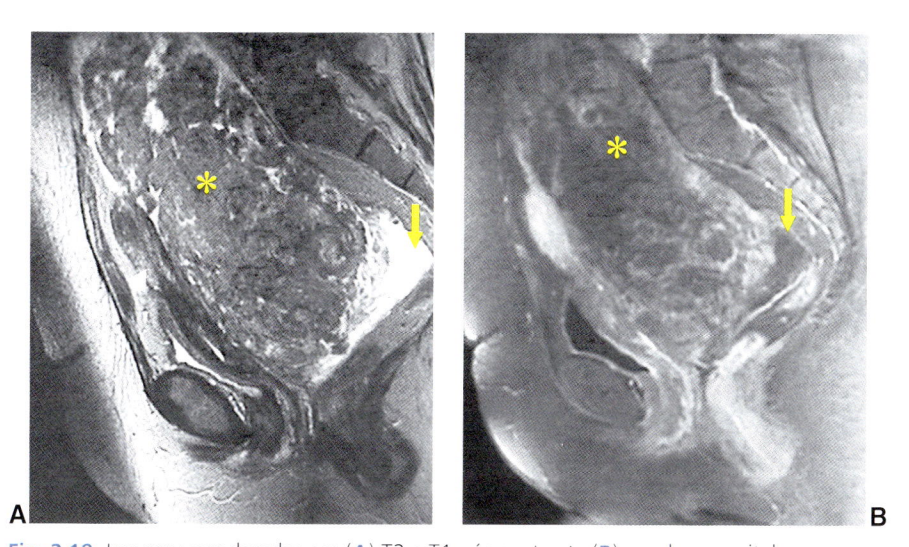

Fig. 2-18. Imagens ponderadas em (**A**) T2 e T1 pós-contraste (**B**) no plano sagital, evidenciando a presença de ascite *(seta)* e volumoso tumor ovariano sólido ocupando a pelve *(asterisco)* e rechaçando o útero anteriormente *(cabeça de seta)*.

Os 90% restantes dos casos de câncer de ovário são esporádicos e ocorrem predominantemente em uma população mais velha, geralmente na pós-menopausa. Nuliparidade, infertilidade, paridade baixa, menarca precoce e menopausa tardia são fatores de risco para o câncer de ovário.

O radiologista tem um papel importante na avaliação do câncer de ovário, não se limitando somente à sua detecção e à sua caracterização, mas também à avaliação da sua extensão e seu estadiamento, bem como ao acompanhamento da doença e à avaliação de recidiva. O estadiamento apropriado não tem somente implicações prognósticas, mas afeta diretamente a condução do tratamento.

À US, os critérios sugestivos de malignidade são: massa maior que 10 cm, sólida ou parcialmente sólida, papilas intracísticas, septos espessos e irregulares. As tumorações malignas apresentam, em função da neoangiogênese, um incremento vascular significativo evidenciado no Doppler colorido, com índices de resistência e pulsatilidade baixos (IR < 0,4 e IP < 1,0). No Doppler, outras características de malignidade são também observadas, como predomínio da vascularização central, irregularidade na distribuição do calibre dos vasos, presença de vascularização nos septos ou nas papilas (Fig. 2-19).

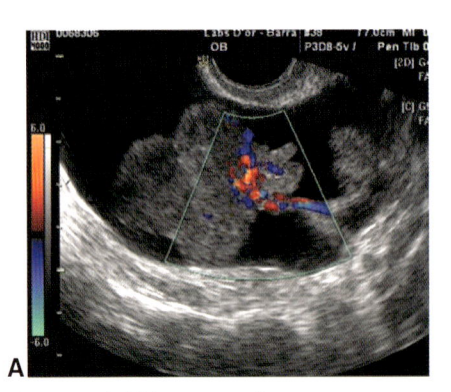
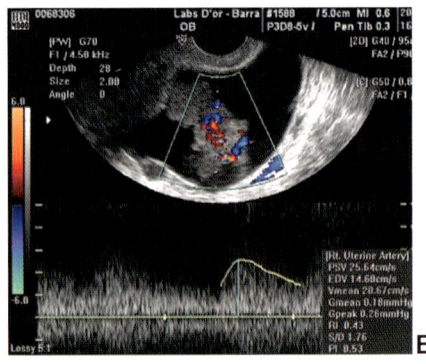

Fig. 2-19. (**A**) Massa complexa, com componente sólido vascularizado ao Doppler colorido. (**B**) US com Doppler. Formação sólida vegetante no interior do cisto com fluxo de baixa resistência no interior. Cistoadenocarcinoma seroso. (Imagens gentilmente cedidas pela Dra. Myrta Felix.)

À RM, também são utilizados critérios morfológicos semelhantes aos da US que sugerem malignidade nos tumores ovarianos. São eles:

▪ Critérios primários:

   a) Massa sólida ou com grande componente sólido.

   b) Parede espessa com mais de 3 mm.

c) Septo espesso com mais de 3 mm, nodularidade ou vegetação.

d) Necrose.

e) Tamanho (> 4,0 cm).

Outros achados adicionais que sugerem malignidade são:

a) Envolvimento de órgãos pélvicos ou da parede lateral pélvica.

b) Doença peritoneal, mesentérica ou omental.

c) Ascite.

d) Linfonodomegalia.

Quando esses critérios são utilizados, a sensibilidade para a classificação de malignidade é de 91-100% e a especificidade é de 91-92% (Figs. 2-20 e 2-21).

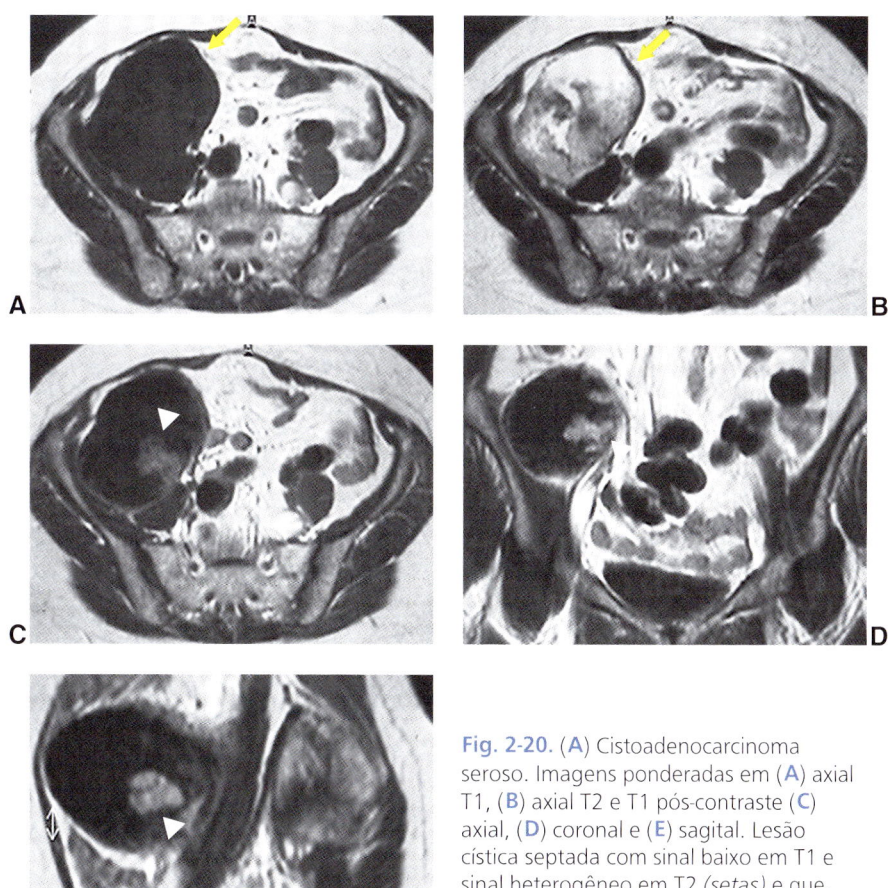

Fig. 2-20. (**A**) Cistoadenocarcinoma seroso. Imagens ponderadas em (**A**) axial T1, (**B**) axial T2 e T1 pós-contraste (**C**) axial, (**D**) coronal e (**E**) sagital. Lesão cística septada com sinal baixo em T1 e sinal heterogêneo em T2 *(setas)* e que, após a administração de contraste, apresenta realce da lesão vegetante sólida e dos septos *(cabeça de seta)*.

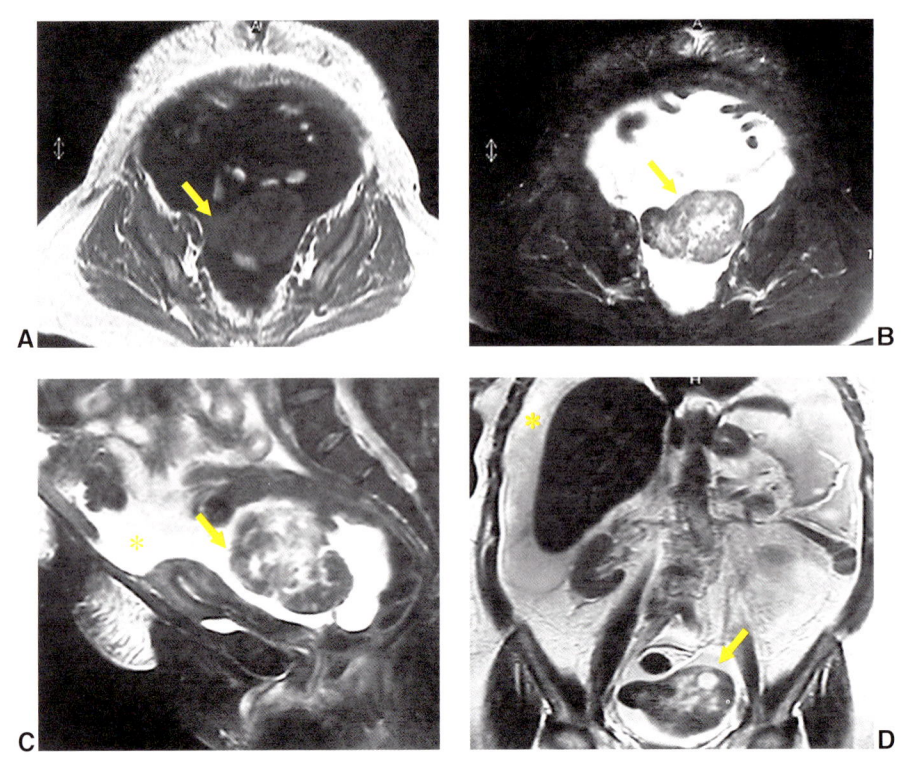

Fig. 2-21. Carcinoma de ovário. Imagens ponderadas em (**A**) T1 axial e em T2 (**B**) axial, (**C**) sagital e (**D**) coronal. Lesão sólida *(seta)* com sinal intermediário em T1 e com sinal algo elevado e heterogêneo em T2 e associada a importante ascite *(estrela)*.

Achados como parede espessada, septos e multilocularidade são indicadores menos confiáveis de malignidade, porque são freqüentemente vistos em neoplasias benignas, particularmente em cistoadenofibromas, cistoadenomas mucinosos e endometriomas (Fig. 2-22).

As lesões sólidas se apresentam com maior tempo de relaxamento e com sinal intermediário em T2, pelo fato de serem compostas tanto por fluido intra quanto extracelular.

A RM permite delimitar com mais precisão a relação das massas com órgãos vizinhos, permitindo quantificar a invasão ou repercussão nos mesmos. A avaliação das relações das massas ovarianas especialmente com a bexiga e ureter é útil no planejamento cirúrgico dos pacientes.

Projeções papilares são achados característicos das neoplasias epiteliais do ovário. A sua identificação em um estudo de imagem é importante, porque são indicadoras de neoplasia epitelial e estão correlacionadas com a agressividade do tumor (Fig. 2-23).

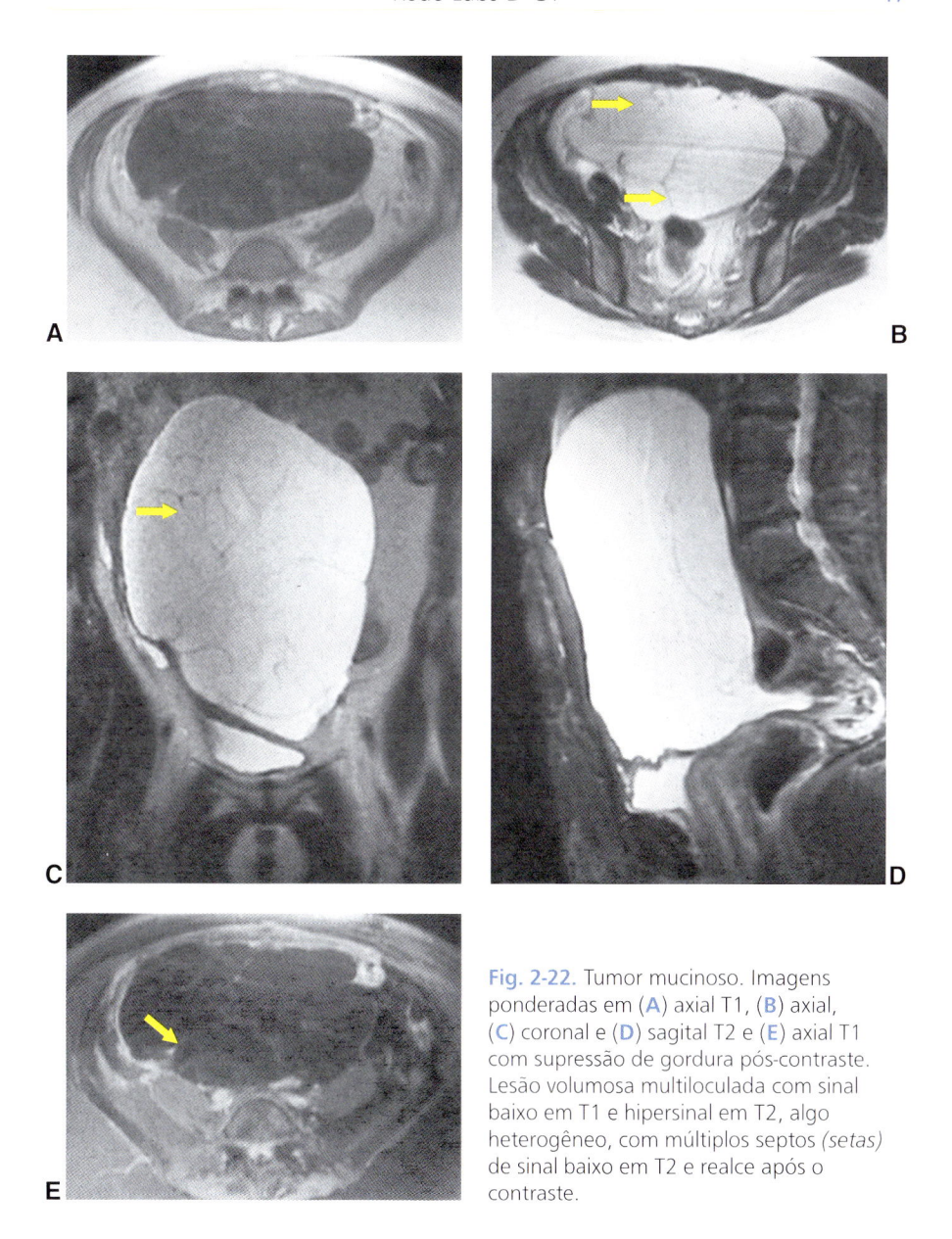

Fig. 2-22. Tumor mucinoso. Imagens ponderadas em (**A**) axial T1, (**B**) axial, (**C**) coronal e (**D**) sagital T2 e (**E**) axial T1 com supressão de gordura pós-contraste. Lesão volumosa multiloculada com sinal baixo em T1 e hipersinal em T2, algo heterogêneo, com múltiplos septos *(setas)* de sinal baixo em T2 e realce após o contraste.

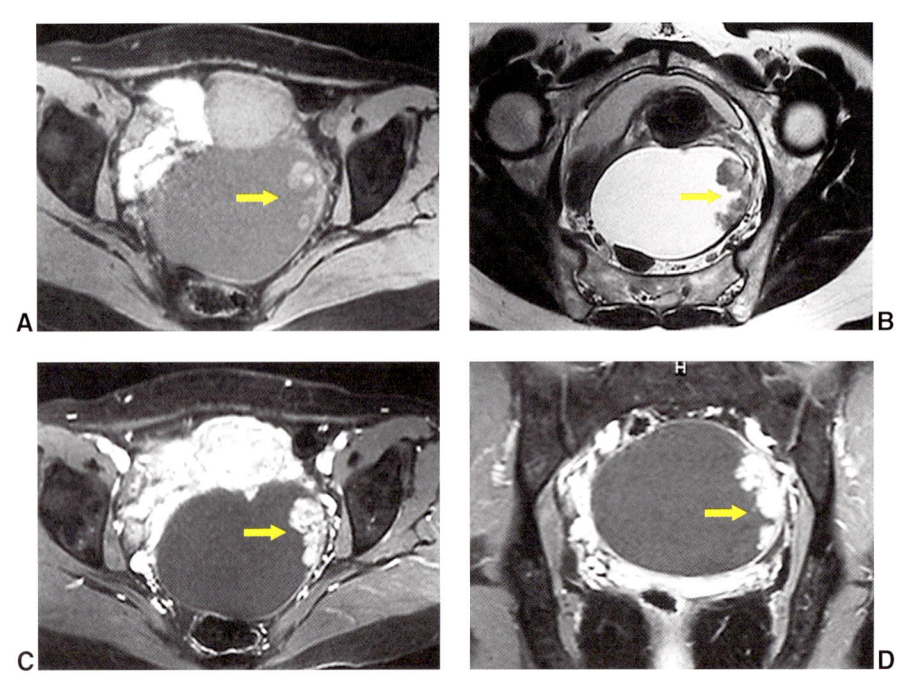

Fig. 2-23. Cistoadenocarcinoma seroso. Imagens ponderadas em (**A**) axial T1 com supressão de gordura, (**B**) axial T2 e T1 com supressão de gordura pós-contraste (**C**) axial e (**D**) coronal. Formação cística com componente sólido vegetante na parede lateral esquerda *(setas)*, com leve hipersinal em T1 e em T2, com intenso realce após o contraste.

A RM é útil na diferenciação de tumores ovarianos benignos e malignos, e o diagnóstico específico pode ser feito em alguns casos. Massas como os teratomas maduros císticos, cistos, endometriomas, e fibromas podem ser diagnosticadas com base nos achados das imagens ponderadas em T1 e T2 e em T1 com supressão de gordura.

TORÇÃO DE OVÁRIO

Pode ocorrer de forma espontânea pela excessiva mobilidade dos ligamentos suspensores do ovário, mas em geral está associada a tumor expansivo (benigno ou maligno) e à síndrome de hiperestimulação ovariana, pois estes determinam aumento de peso da gônada facilitando sua torção.

O ovário direito é o mais acometido pela presença do cólon sigmóide do lado esquerdo.

A torção provoca uma interrupção da vascularização sanguínea para o ovário, que resultaria numa estrutura desvascularizada. Contudo, o ovário recebe irrigação arterial de fonte dupla. A variação na totalidade de obstrução dessas fontes explica a variedade dos achados do Doppler colorido. Tipicamente o primeiro achado é o de falta de fluxo venoso, tendo ainda presente fluxo arterial. Mais tarde mostra-se ausência do fluxo arterial.

Como primeiramente altera a drenagem venosa da gônada, o que produzirá edema e aumento do volume ovariano, e depois, numa segunda fase, teremos comprometimento da circulação arterial com risco de necrose, a torção produz hipofluxo ou ausência total de fluxo intra-ovariano.

A US mostra o ovário aumentado de volume, hipoecogênico, com pequenos cistos anecogênicos menores que 8 mm na periferia do ovário correspondendo aos folículos. Isso ocorre por causa do comprometimento circulatório que determina transudação de líquidos para os mesmos. Os vasos ingurgitados podem apresentar-se como estruturas tubulares císticas, pequenas, de tamanho uniforme, na periferia do ovário (Fig. 2-24). Pode-se observar líquido livre no fundo-de-saco posterior em 1/3 dos casos.

O Doppler colorido e pulsado mostra ausência ou presença de fluxo gonadal.

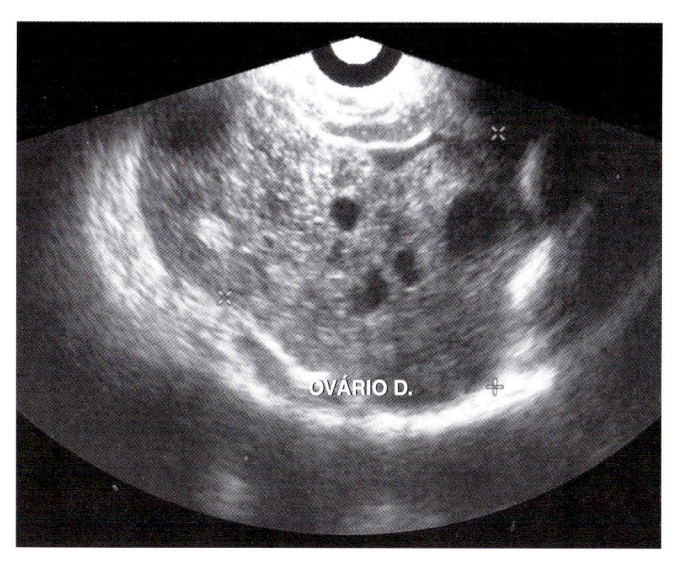

Fig. 2-24. Torção ovariana. Ovário aumentado de volume, hipoecogênico, com pequenos cistos anecóicos. (Imagem gentilmente cedida pela Dra. Ana Massá.)

À RM, os achados são complementares, demonstrando não só o aumento ovariano, mas o desvio do útero em direção a ele e o padrão de vascularização do fluxo ovariano. A RM é também muito útil no diagnóstico diferencial com outras patologias pélvicas que cursam com dor aguda, como cisto hemorrágico (Fig. 2-25).

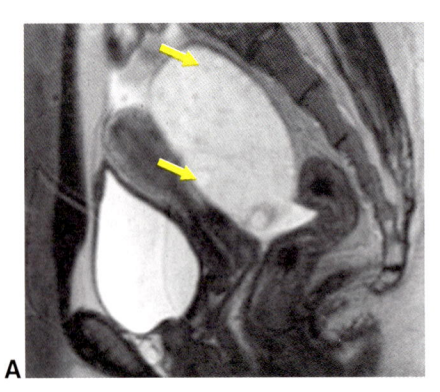 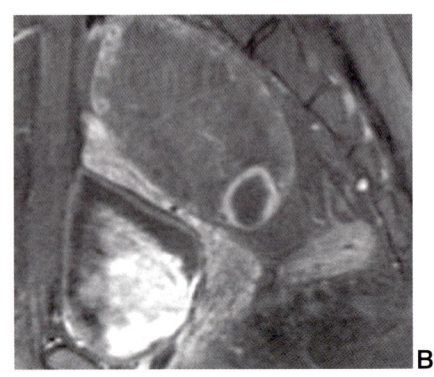

Fig. 2-25. (**A**) Sagital T2. Ovário acentuadamente aumentado e sinal elevado em razão de edema intersticial, situado posteriormente ao útero. Observe os múltiplos pequenos folículos periféricos *(setas)*. (**B**) Sagital T1 pós-contraste. Note a redução do realce pelo gadolínio. Torção ovariana.

Assim devemos pensar em torção de ovário na paciente com dor intensa na fossa ilíaca homolateral, anorexia, náuseas e vômitos, massa palpável e leucocitose.

BIBLIOGRAFIA

Ahkim K *et al.* Benign ovarias tumors with solid and cystic components that mimic malignancy. *AJR* 2004;182:1259-1265.

Bazot M *et al.* Imaging of pure primary ovarian choriocarcinoma. *AJR* 2001;182:1603-1604.

Brown DL *et al.* Primary versus secondary ovarian malignancy: imaging findings of adnexal masses in the radiology diagnostic oncology group study. *Radiology* 2001;219:213-218.

Brown DL, Frates MC, Laing FC, Disalvo DN, Doubilet PM, Benson CB, Waitzkin ED, Muto MG. Ovarian masses: can benign and malignant lesions be differentiated with color and pulsed Doppler US? *Radiology* 1994;190:333-6.

Burkholz KJ *et al.* Best cases from the AFIP: boderline papillary serous tumor of the right ovary. *Radiographics* 2005;25:1689-1692.

Chang WC, Meux MD, Yeh BM. CT and MRI of adnexal masses in patients with primary nonovarian malignancy. *AJR Am J Roentgenol* 2006 Apr;186(4):1039-45.

Fleisher AC, Manning FA, Jeanty P, Romero R. *Ultra-sonografia em ginecologia e obstetrícia: princípios e prática.* 5. ed. Rio de Janeiro: Revinter, 2000. p. 767-827.

Hokim S *et al.* Boderline serous surface papillary tumor of the ovary: MRI characteristics. *AJR* 2005;184:1898-1900.

Hricak H *et al.* Complex adnexal masses: detection and characterization with MR imaging. *Radiology* 2000;214:39-46.

Hwlec J *et al.* Ovarian vascular pedicle sign revealing organ of origin of a pelvic mass lesion on helical CT. *AJR* 2003;181:131-137.

Imaoka I *et al.* Developing an MR imaging strategy for diagnosis of ovarian masses. *Radiographics* 2006;26:1431-1448.

Jeong YY *et al.* Imaging evaluation of ovarians masses. *Radiographics* 2000;20:1445-1470.

Jung SE *et al.* CT and MR Imaging of ovarians tumors with emphasis on differential diagnosis. *Radiographics* 2002;22:1305-1325.

Jung SE *et al.* CT and MRI findings of sex cord stromal tumors of the ovary. *AJR* 2005;185:207-215.

Kawamoto S *et al.* CT of epithelial ovarians tumors. *Radiographics* 1999 Oct;19:S85-102.

Kwek JW, Iyer RB. Recurrent ovarian cancer: spectrum of imaging features. *AJR* 2006 Jul;187(1):99-104.

Lee SI *et al.* Radiological reasoning: imaging characterization of bilateral adnexal masses. *AJR* 2006;187:S460-S466.

Leibman AJ, Kruse B, McSweeney MB. Transvaginal sonography: comparison with transabdominal sonography in the diagnosis of pelvic masses. *Am J Roentgenol* 1998;151:89-92.

Low RN *et al.* Treated ovarian cancer: comparison of MR imaging with serum CA-125 level and physical examination – A longitudinal study. *Radiology* 1995;211:519.

Mullins ME *et al.* Ovarian carcinoma. *AJR* 2001;177:130.

NIH Consensus Conference. Ovarian cancer: screening, treatment, and follow-up. NIH consensus development panel on ovarian cancer. *JAMA* 1995;273:491-7.

Outwater EK *et al.* Ovarian teratomas: tumor types and imaging characteristics. *Radiographis* 2001;21:475-490.

Pannu HK *et al.* PET-CT in recurrent ovarian cancer initial observations. *Radiographics* 2004;24:209-223.

Pastore AR, Cerri GG. *Ultra-sonografia em ginecologia e obstetrícia*. Rio de Janeiro: Revinter, 2003. p. 739-832.

Rha SE *et al.* Atypical CT and MRI manifestations of mature ovarian cystic teratomas. *AJR* 2004;183:743-750.

Rieber A *et al.* Preoperative diagnosis of ovarians tumors with MR imaging. *AJR* 2001;177:123-129.

Semelka, Richard C. Abdominal–Pelvic MRI. *Wiley–Liss* 2002;1123:1185.

Souza NM *et al.* Boderline tumors of the ovary: CT and MRI features and tumor markers in differentiation from stage I disease. *AJR* 2005;184:999-1003.

Tanaka YO *et al.* Ovarian carcinoma im patients with endometriosis. *AJR* 2000;175:1423-1430.

Woodward PJ *et al.* From the Archives of the AFIP: radiologic staging of ovarian carcinoma with pathologic correlation. *Radiographics* 2004;24:225-246.

Yumiko O. Tanaka *et al.* Functioning ovarian tumors: direct and indirect findings at MR imaging. *Radiographics* 2004;245.

CAPÍTULO 3

Ressonância Magnética em Obstetrícia

Renato Mendonça
Ana Maria Tarsitano Massá

INTRODUÇÃO

A ultra-sonografia (US) é o principal método de imagem para avaliação fetal e materna, dada sua comprovada eficácia, segurança, disponibilidade e relativo baixo custo. Entretanto, em algumas situações, a avaliação sonográfica é prejudicada em virtude do pequeno campo de visão, atenuação do feixe sonoro pelo tecido adiposo, baixa qualidade de imagem no oligoidrâmnio, estática fetal e pela ossificação da calota craniana durante o terceiro trimestre, prejudicando principalmente a avaliação da fossa posterior.

Os primeiros relatos da utilização da ressonância magnética (RM) em obstetrícia focavam a avaliação materna, estando a avaliação fetal prejudicada em virtude dos artefatos de movimentação. Com o advento de seqüências de pulso mais rápidas (HASTE, *fast-spin* eco) nas últimas décadas, tornou-se possível a avaliação fetal, eliminando-se os artefatos de movimentação, sem a necessidade da administração de sedativos ou relaxantes musculares.

A RM tem como vantagens sua capacidade de avaliação multiplanar, o maior Campo de Visão (FOV – do inglês *Field of View*), a alta resolução de contraste e a capacidade de caracterização tecidual (p. ex., seqüências com supressão de gordura).

O período ideal para a realização da RM fetal é a partir de 24 semanas, após a realização da US morfológica, quando em geral surgem as indicações para o estudo.

SEGURANÇA

Não existem danos biológicos conhecidos da RM até a presente data. Entretanto, a sua utilização não é recomendada durante o primeiro trimestre da gravidez. No 2º e no 3º trimestres, a sua utilização é recomendada em situações de limitação da US ou quando os dados sonográficos forem inconclusivos ou insuficientes na determinação do diagnóstico e da conduta. O uso do meio de contraste em ressonância (gadolínio) não é recomendado, uma vez que este atravessa a barreira placentária. O gadolínio é considerado uma droga de categoria C, isto é, só deve ser utilizado em situações em que os benefícios superem os potenciais riscos, ficando basicamente restrito às indicações maternas.

CONTRA-INDICAÇÕES

As contra-indicações para a RM em obstetrícia são as mesmas para a ressonância convencional, como a presença de marca-passos, implantes cocleares, determinadas próteses metálicas e claustrofobia. O desenvolvimento de aparelhos de ressonância cada vez menores tem reduzido significativamente o índice de claustrofobia.

ASPECTOS TÉCNICOS

Os exames são realizados com as pacientes em decúbito dorsal ou lateral oblíquo, de acordo com a conveniência e o conforto das gestantes e com a cabeça para fora do aparelho. São obtidas imagens nas ponderações T2 e T1 sem e com supressão de gordura, em múltiplos planos, de acordo com a indicação do exame. Os exames são realizados sempre na presença do médico radiologista, já de posse dos dados clínicos e de exames anteriores, e a duração do exame é de cerca de 15 a 20 minutos.

INDICAÇÕES MATERNAS

Abdome agudo

A investigação do abdome agudo na gestação é difícil em virtude das modificações anatômicas e fisiológicas. A US é o principal método de imagem para a avaliação dessas pacientes. Entretanto, as modificações anatômicas secundárias ao crescimento uterino dificultam o diagnóstico preciso. Como a utilização da tomografia computadorizada é limitada em virtude da radiação ionizante, a RM pode fornecer dados importantes para o diagnóstico e a determinação de conduta, diante da suspeita clínica de apendicite (Fig. 3-1), litíase ureteral, pielonefrite, pancreatite aguda, diverticulite, complicações de miomas uterinos, massas anexiais (Fig. 3-2), entre outras.

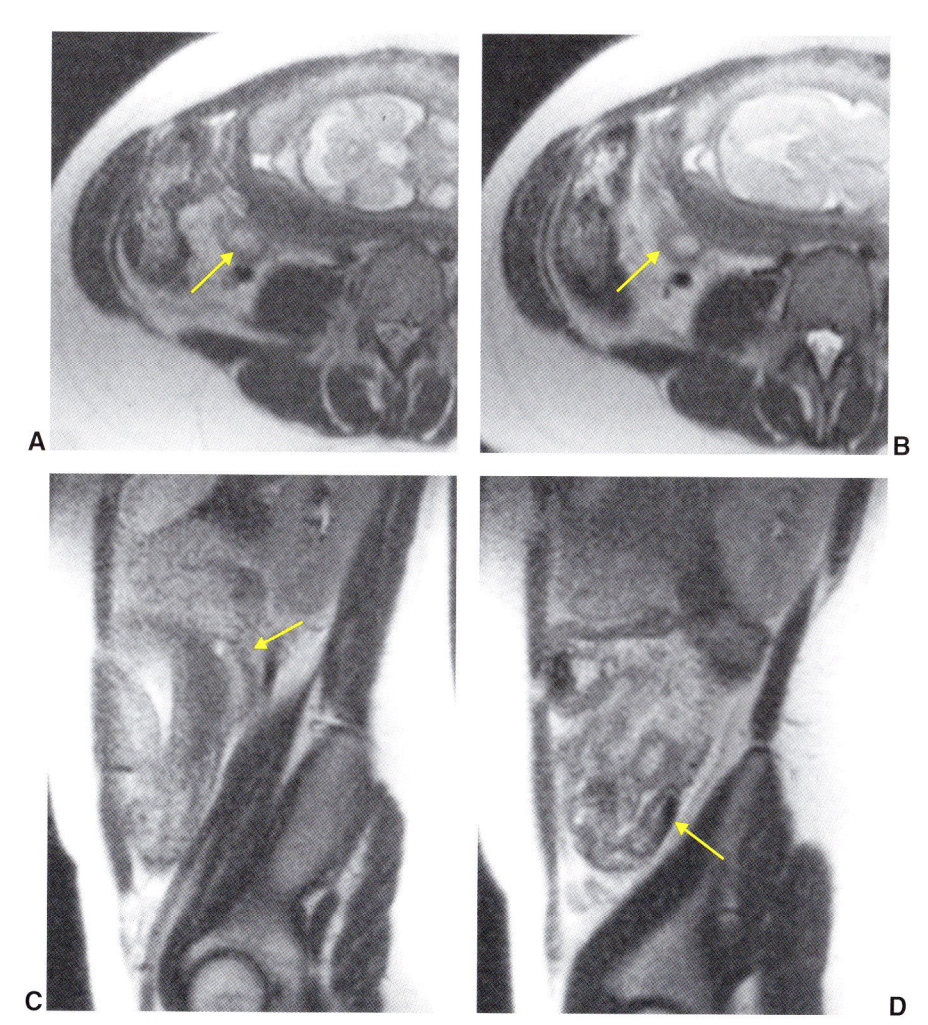

Fig. 3-1. Apendicite aguda. Paciente de 29 anos com 30 semanas de gestação apresentando dor na fossa ilíaca direita e febre. (**A** e **B**) Cortes axiais ponderados em T2. (**C** e **D**) Cortes sagitais. Observa-se o apêndice cecal espessado em topografia retrocecal, medindo cerca de 1,0 cm de diâmetro, associado à infiltração líquida da gordura adjacente *(seta)*. Achados confirmados à cirurgia.

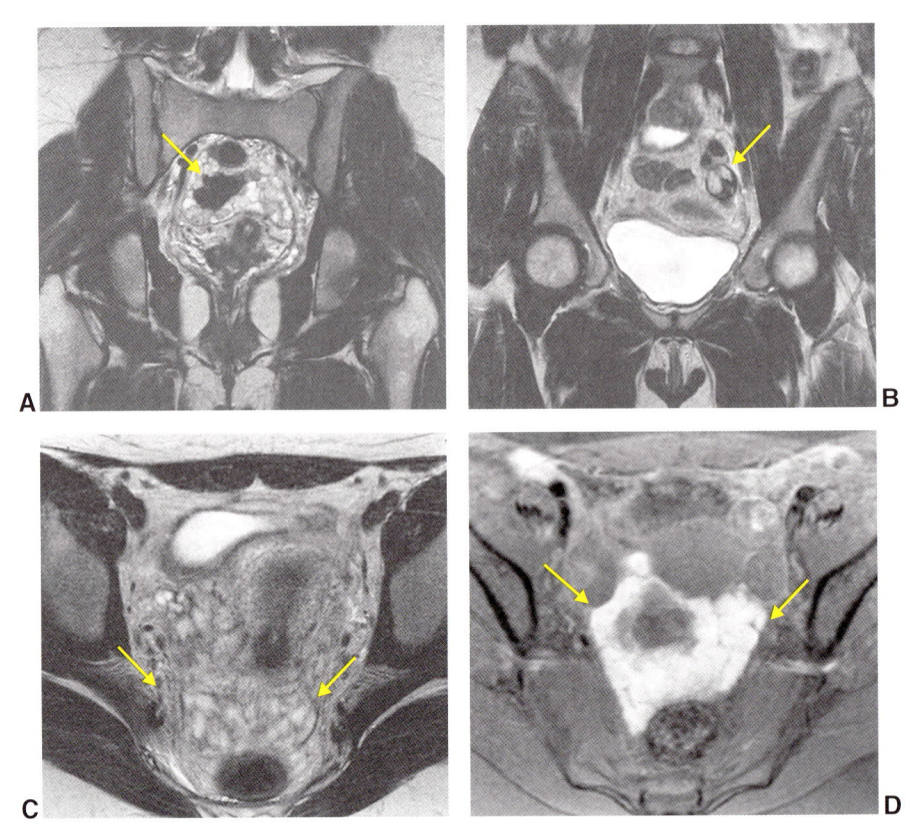

Fig. 3-2. Gravidez ectópica. Paciente em idade fértil com quadro de dor abdominal em baixo ventre, β-hCG positivo e com US transvaginal demonstrando massa heterogênea em topografia anexial. Não foi visibilizado saco gestacional na cavidade endometrial. (**A** e **B**) Cortes coronais ponderados em T2. (**C** e **D**) Cortes axiais ponderados em T2 e T1 com supressão de gordura. Lesão com contornos lobulados e sinal heterogêneo, localizada no fundo-de-saco posterior. A lesão tem sinal elevado na seqüência ponderada em T1 sugerindo conteúdo hemorrágico (**D**). Observa-se ainda a trompa esquerda espessada e com conteúdo heterogêneo (**B**).

Avaliação placentária

A capacidade de contraste tecidual da ressonância e o maior campo de visão são também importantes na determinação da implantação placentária, principalmente na avaliação de placenta prévia e em situações de adesão placentária (placentas acreta, increta e percreta) (Fig. 3-3).

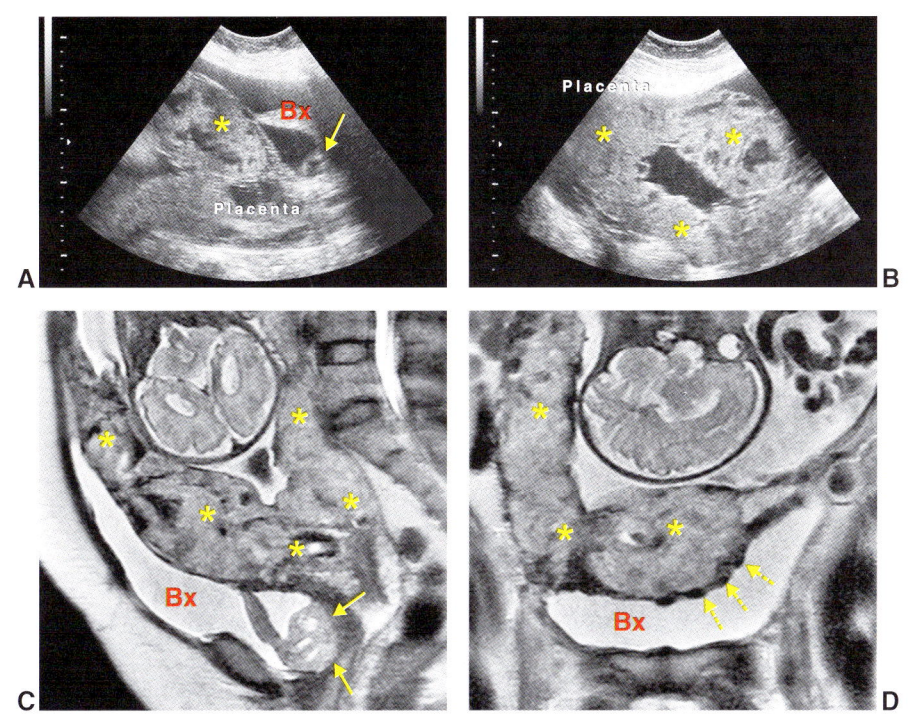

Fig. 3-3. Placenta percreta. Gestante de terceiro trimestre (32 semanas de gestação) evoluindo com dor abdominal e hematúria importante. Cortes sonográficos nos planos sagital (**A**) e axial (**B**) demonstrando massa placentária (∗) envolvendo toda a espessura do miométrio, estendendo-se além da superfície serosa e sem plano de clivagem com a parede da bexiga (Bx). Observam-se ainda material ecogênico no interior da bexiga sugestivo de coágulos *(seta lisa)*. Cortes de RM ponderados em T2 nos planos sagital (**C**) e coronal (**D**) demonstrando que a massa placentária (∗) envolve toda a espessura da parede uterina, estende-se para o colo e invade a bexiga (Bx), assim como estruturas vasculares na pelve. Coágulo no interior da bexiga *(setas lisas)*. Observam-se ainda vasos calibrosos na periferia da lesão caracterizados por estruturas tubulares com sinal reduzido em T2 *(setas pontilhadas)*. O diagnóstico e a extensão da lesão foram confirmados à cirurgia.

Restos ovulares × Doença trofoblástica gestacional

A diferenciação dessas duas entidades através de métodos de imagem pode ser bastante complicada em virtude da sobreposição dos achados. Em ambos os casos, observa-se massa heterogênea na cavidade endometrial com áreas de impregnação variável pelo meio de contraste. Acredita-se que a presença de áreas de invasão do miométrio seja o critério de imagem mais fidedigno para o diagnóstico de doença trofoblástica gestacional (Fig. 3-4).

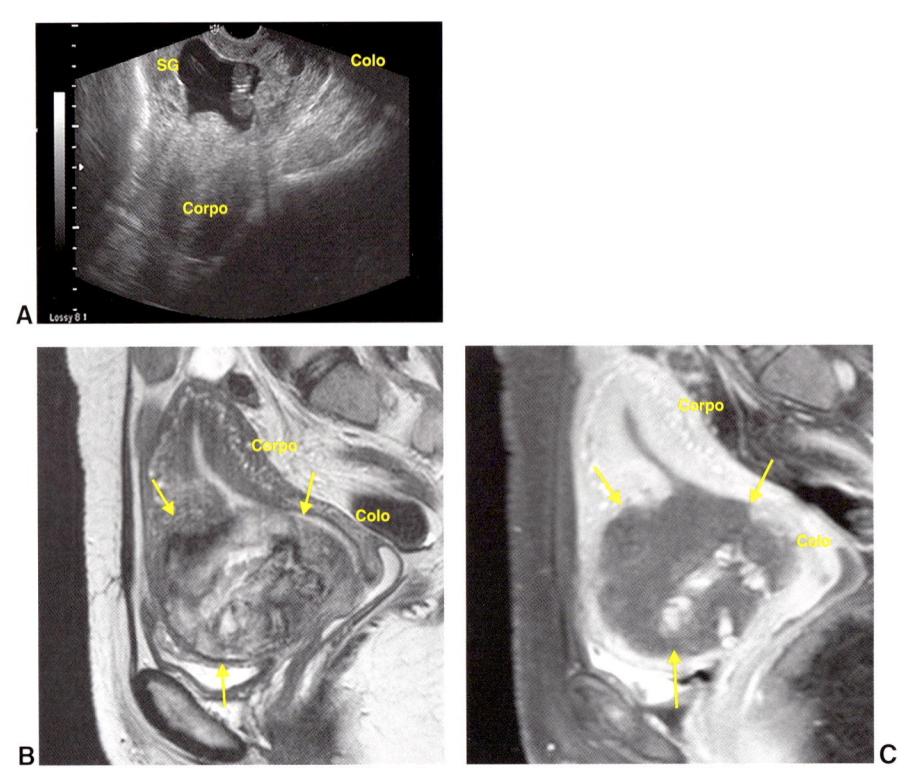

Fig. 3-4. Restos ovulares. (A) US transvaginal de primeiro trimestre demonstrando saco gestacional com implantação baixa, na topografia da cicatriz cesárea, e batimentos cardioembrionários negativos (Imagem gentilmente cedida pela Dra. Myrta Felix). Após procedimento de curetagem a paciente persistiu com sangramento. Nova US transvaginal (não disponível) apresenta massa ecogênica na topografia da região istmo-cervical anterior. **(B** e **C)** Imagens de RM no plano sagital ponderadas em T2 e T1 com contraste venoso evidenciando massa com sinal heterogêneo e áreas de impregnação pelo contraste na região istmo-cervical anterior em contigüidade com a cavidade endometrial. O diagnóstico histopatológico final foi de restos ovulares.

INDICAÇÕES FETAIS
Sistema nervoso central

A avaliação do sistema nervoso central é a principal indicação da ressonância magnética fetal. A avaliação sonográfica pode ser prejudicada pelo aspecto inespecífico das anormalidades e por questões de ordem técnica como: apresentação cefálica baixa, artefatos que prejudicam a avaliação do parênquima cerebral mais próximo do transdutor, ossificação da calota craniana no terceiro trimestre e outros. A capacidade multiplanar e o alto contraste tecidual da RM são fundamentais nessas situações. Na nossa experiência, a ventriculomegalia observada na ultra-sonografia foi uma das principais indicações para RM, sendo capaz de acrescentar dados em grande parte dos casos (Figs. 3-5 a 3-8).

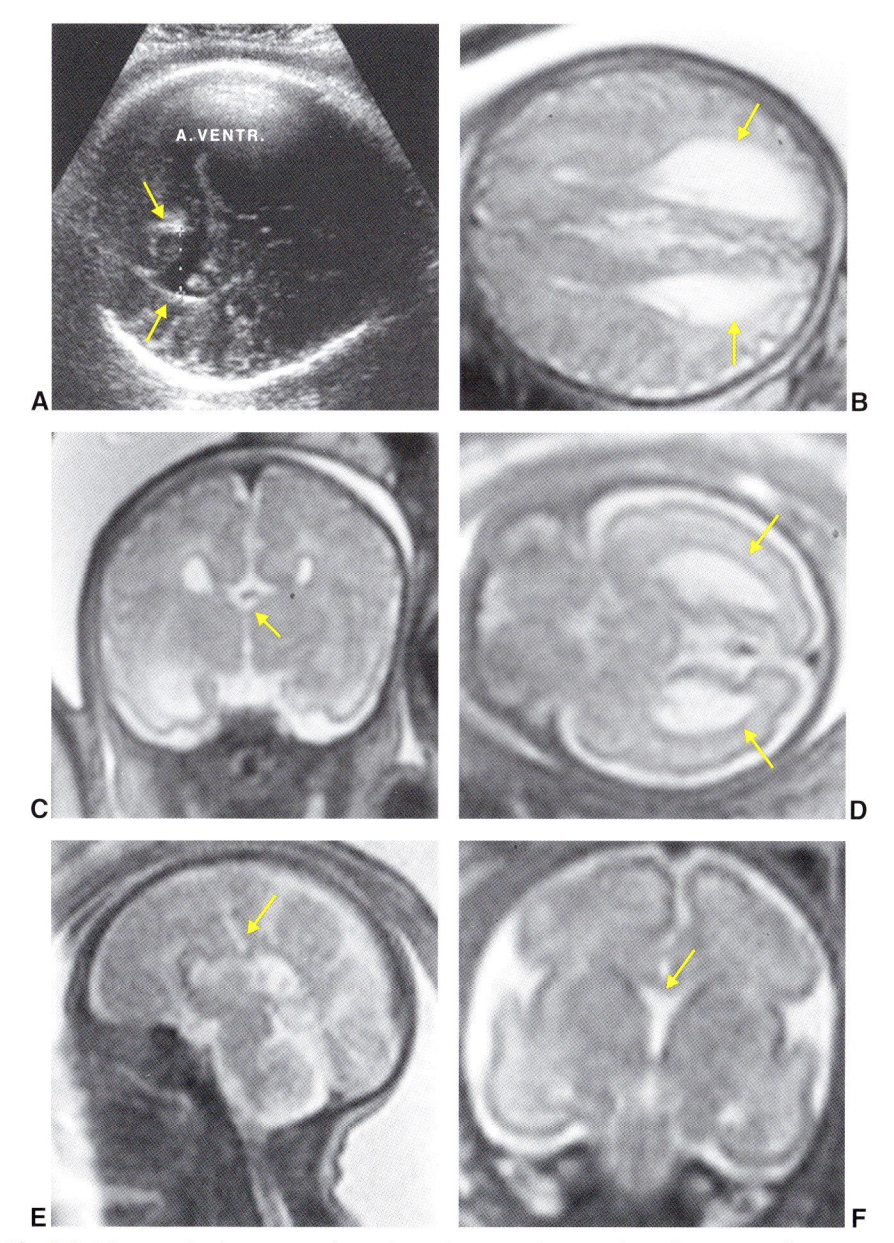

Fig. 3-5. Disgenesia do corpo caloso. (**A** a **C**) **Agenesia completa do corpo caloso.**
Corte sonográfico no plano axial (**A**) demonstrando colpocefalia. Imagens de RM nos planos
axial (**B**) e coronal (**C**) ponderadas em T2 demonstram paralelismo dos ventrículos laterais,
dilatação dos átrios ventriculares (colpocefalia), ausência do corpo caloso, verticalização dos
sulcos da linha média e terceiro ventrículo em posição mais alta que o habitual.
(**D** a **F**) **Agenesia parcial do corpo caloso.** Achados semelhantes aos descritos
anteriormente; entretanto, observam-se o joelho e o esplênio do corpo caloso, estando o
corpo ausente. Este padrão de agenesia só é possível em virtude de holoprosencefalia
associada (**F** – Septo pelúcido não visualizado). Diagnóstico confirmado em RM pós-natal.

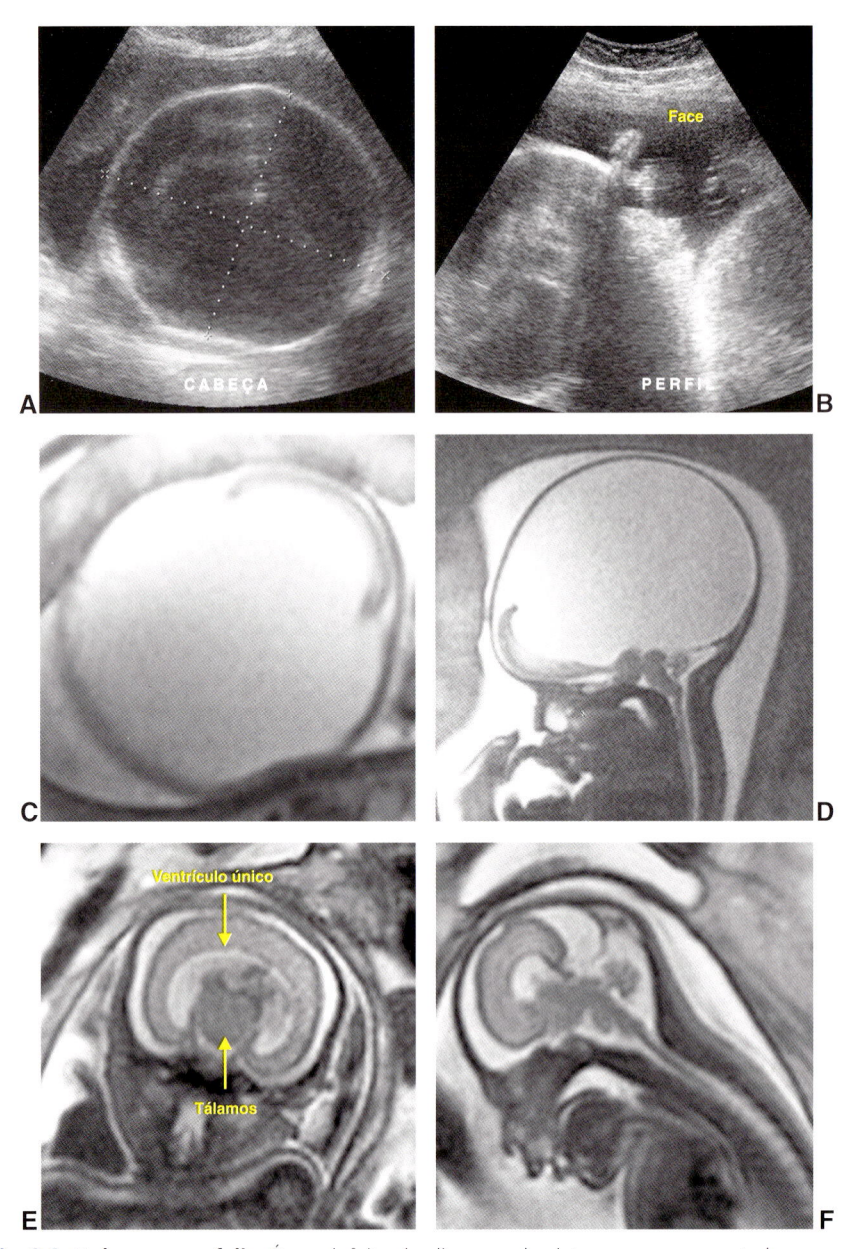

Fig. 3-6. Holoprosencefalia. É um defeito de clivagem do sistema nervoso central caracterizado pela ausência de formação das estruturas da linha média (p. ex., foice inter-hemisférica, septo pelúcido) e por graus variados de malformação do encéfalo. Pode ser classificada nos tipos alobar, semilobar e lobar, da mais grave para a menos grave. Outras anomalias são freqüentes, principalmente faciais. (**A** a **D**) **Tipo alobar.** Imagens de US (**A** e **B**) e RM (**C** e **D**) demonstrando importante substituição liquórica do parênquima cerebral, com pequeno manto cortical remanescente anterior. Não se observa a foice inter-hemisférica e os tálamos estão fundidos na linha média. Na Figura **B**, corte sonográfico no plano sagital demonstrando importante malformação facial. (**E** e **F**) **Tipo semilobar.** Cavidade ventricular única, não se observando septo pelúcido e a foice inter-hemisférica. Tálamos fundidos na linha média e malformação dos hemisférios cerebrais.

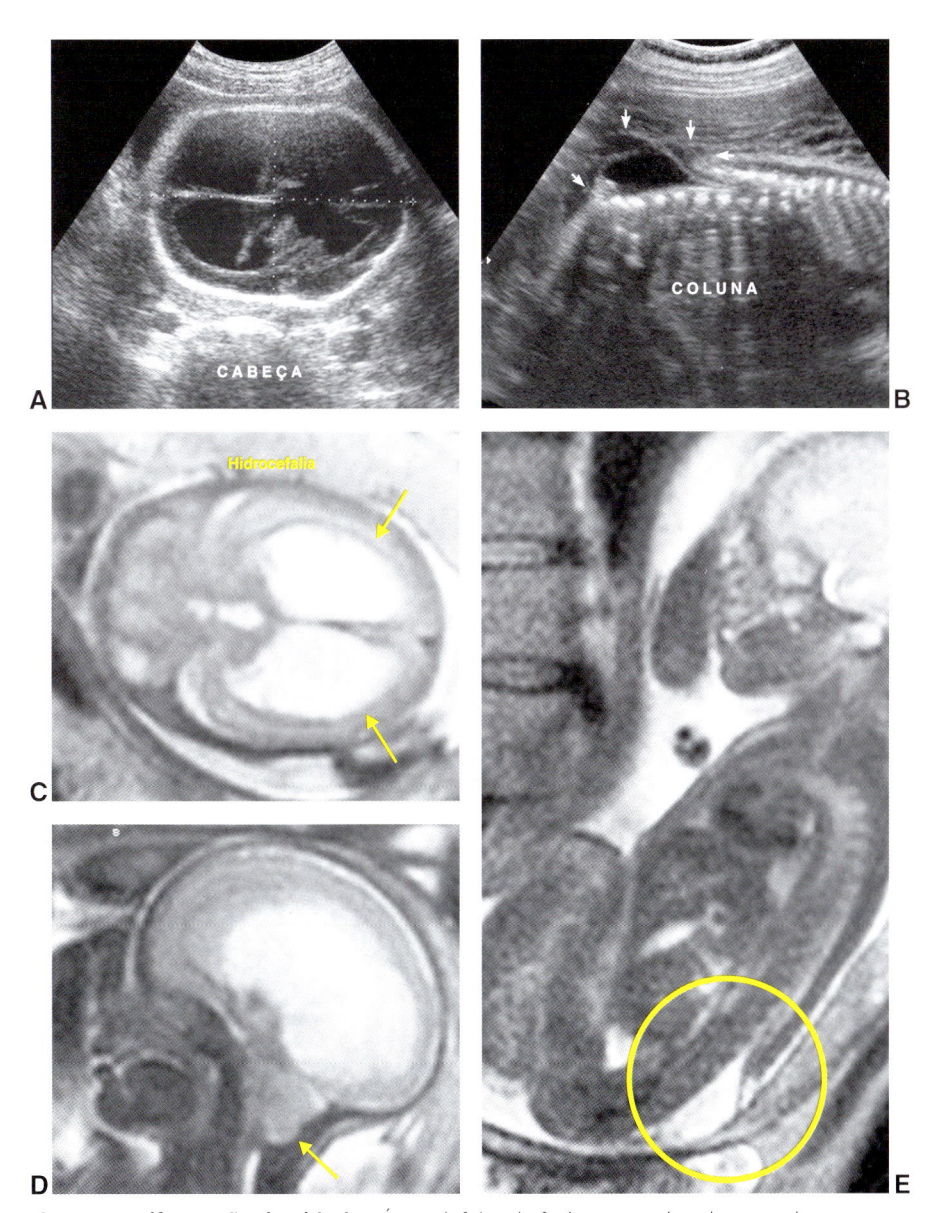

Fig. 3-7. Malformação de Chiari II. É um defeito de fechamento do tubo neural, caracterizando-se principalmente por uma fossa posterior pequena com malformações associadas de crânio, meninges, cerebelo, tronco cerebral, medula e coluna vertebral. A mielomeningocele está presente em virtualmente 100% dos casos. (**A** e **B**) Cortes sonográficos demonstrando importante hidrocefalia supratentorial (**A**) e mielomeningocele no segmento lombossacro (**B**). (**C** a **E**) Cortes de RM nos planos axial e sagital demonstrando importante hidrocefalia (**C**), fossa posterior pequena com insinuação das tonsilas cerebelares pelo forame magno (**D**) e mielomeningocele lombossacra (**E**).

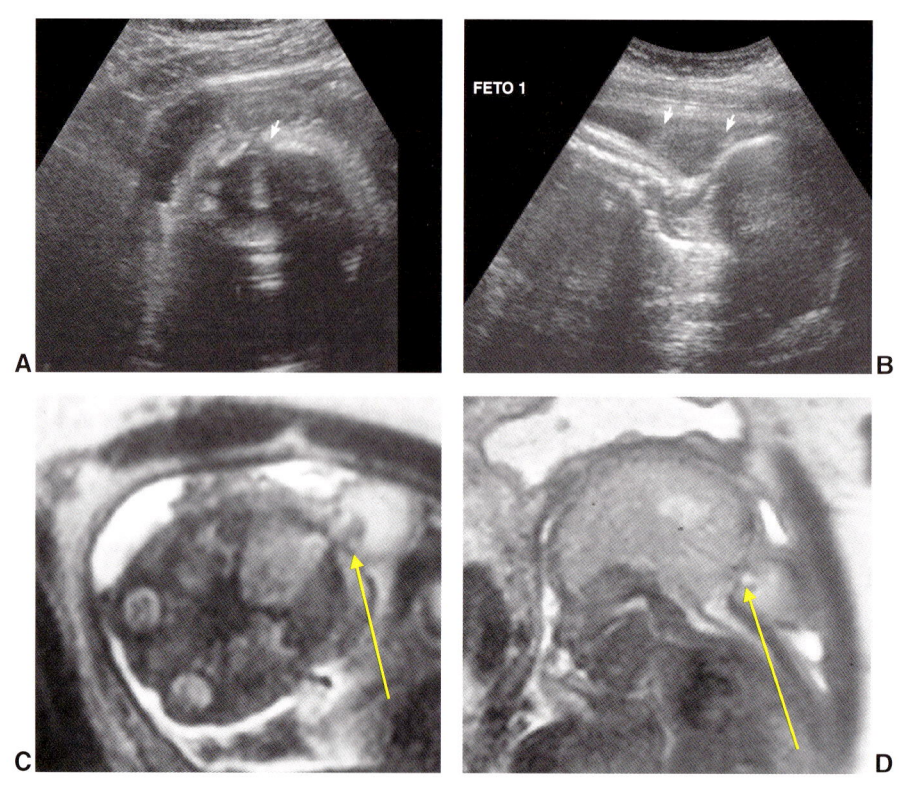

Fig. 3-8. Encefalocele occipital. (**A** e **B**) Cortes sonográficos demonstrando massa de comportamento cístico na região nucal. Na imagem **A** observa-se aparente defeito na calota craniana. As hipóteses de encefalocele e higroma cístico foram inicialmente aventadas. (**C** e **D**) Imagens de RM nos planos axial e sagital demonstrando encefalocele occipital com pequena quantidade de tecido cerebelar com aspecto displásico insinuando-se no seu interior *(setas)*.

Aparelho urinário

As malformações do aparelho urinário representam a segunda maior indicação para a realização da RM fetal, principalmente em situações que cursam com oligoidrâmnio, o que prejudica a avaliação sonográfica. As principais indicações são agenesia renal (uni ou bilateral), avaliação de hidronefrose (p. ex., estenose de junção pieloureteral) e formações císticas renais (p. ex., rim multicístico displásico) (Figs. 3-9 a 3-11).

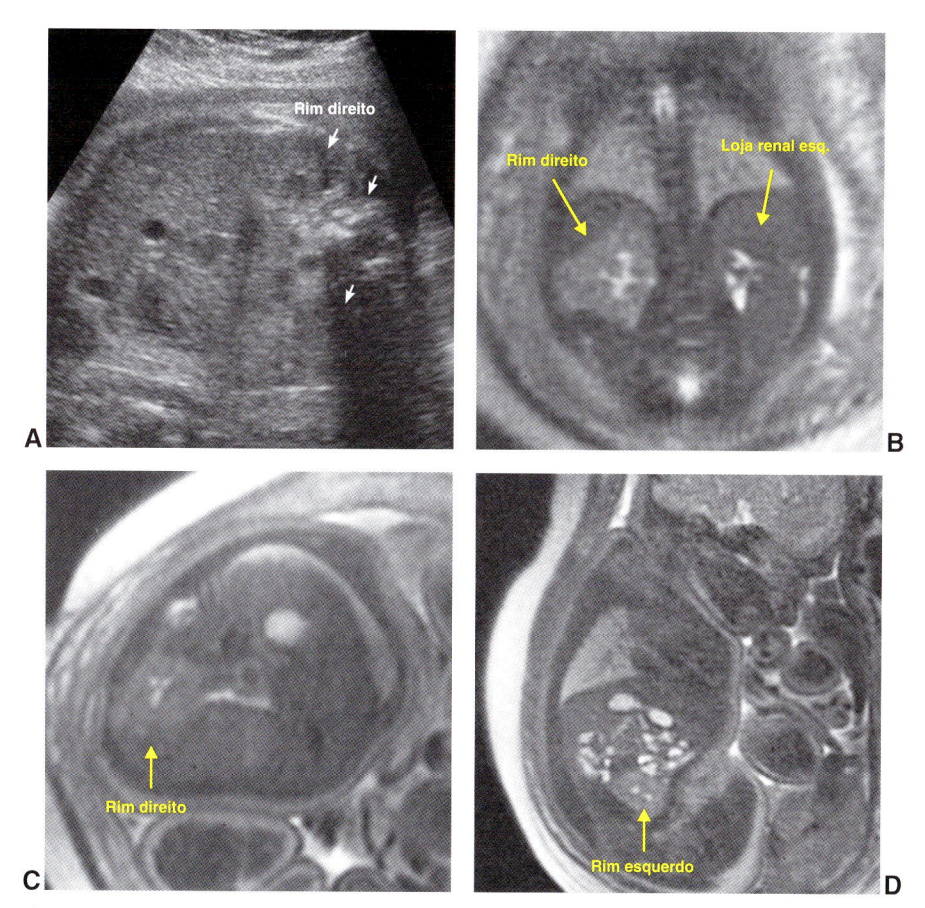

Fig. 3-9. Ectopia renal. (A) Corte sonográfico no plano axial demonstrando o rim direito em topografia habitual. O rim esquerdo não foi visualizado, entretanto a artéria renal estava presente ao Doppler (não apresentado). (B a D) Imagens de RM nos planos coronal, axial e sagital demonstram o rim direito em topografia habitual (B e C) e o rim esquerdo é identificado em situação baixa, na cavidade pélvica, posteriormente à bexiga (D).

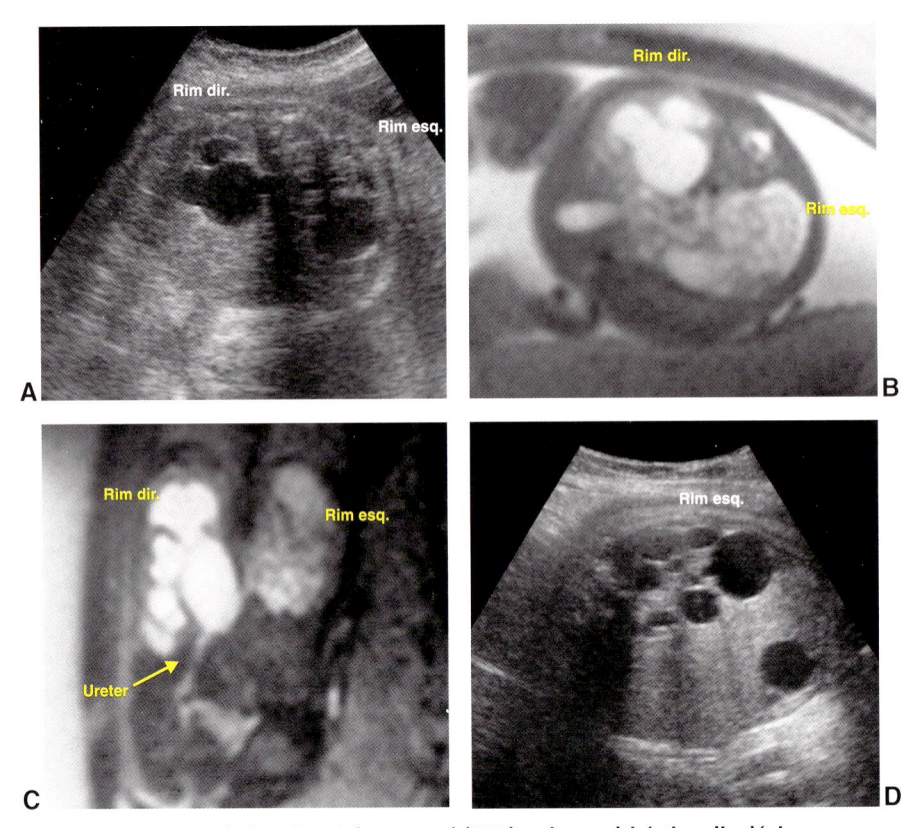

Fig. 3-10. Estenose de junção pieloureteral (JUP) e rim multicístico displásico.
(**A**) Imagem de US no plano axial realizado com cerca de 22 semanas de gestação
demonstrando importante dilatação do sistema pielocaliciano direito sugestivo de estenose
de junção, e o rim esquerdo apresentava ecotextura diferente da habitual. (**B** e **C**) Imagens
de RM nos planos axial e coronal apresentando importante dilatação do sistema
pielocaliciano direito com ureter de calibre normal (estenose de JUP), e observam-se
diminutas imagens de comportamento cístico no rim esquerdo. (**D**) Exame ultra-sonográfico
realizado com 36 semanas evidenciando aumento de volume das formações císticas no rim
esquerdo, confirmando o diagnóstico de rim multicístico displásico. Em cerca de 40% dos
pacientes com rim multicístico displásico existem malformações renais contralaterais, sendo
a estenose de JUP e o refluxo vesicoureteral os mais freqüentemente observados.

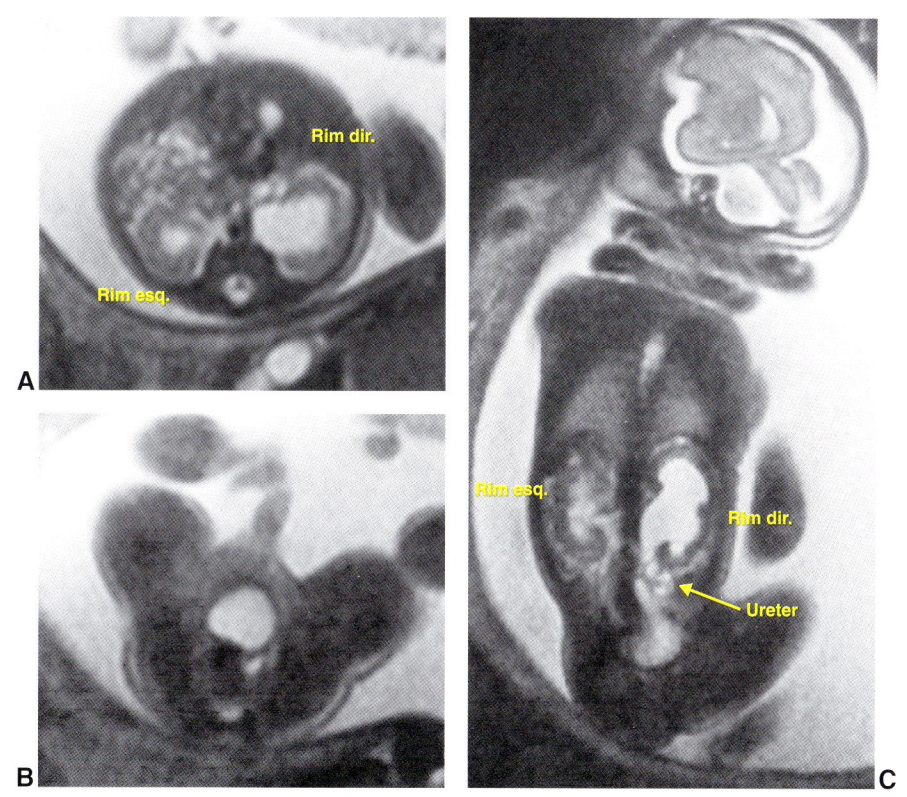

Fig. 3-11. Refluxo vesicoureteral/estenose de junção ureterovesical (JUV).
Imagens de RM nos planos axial (A e B) e coronal (C) demonstrando dilatação do sistema pielocaliciano e do ureter direitos, este último *(seta)* com trajeto tortuoso. Quando bilateral e em pacientes do sexo masculino, a presença de válvula de uretra posterior deve ser considerada. Observe: Circular de cordão umbilical (C).

Malformações torácicas

As anomalias envolvendo as estruturas intratorácicas são, na sua maioria, acessíveis ao diagnóstico ultra-sonográfico. Entretanto, a RM fetal vem ocupando papel de destaque, principalmente quando há redução na quantidade de líquido amniótico. A importância do diagnóstico pré-natal das malformações torácicas reside no fato destas poderem ser responsáveis, ao nascimento, por quadros de insuficiência respiratória. As principais causas de massa intratorácica no feto são o seqüestro pulmonar, a malformação adenomatóide cística e a hérnia diafragmática (Figs. 3-12 a 3-15).

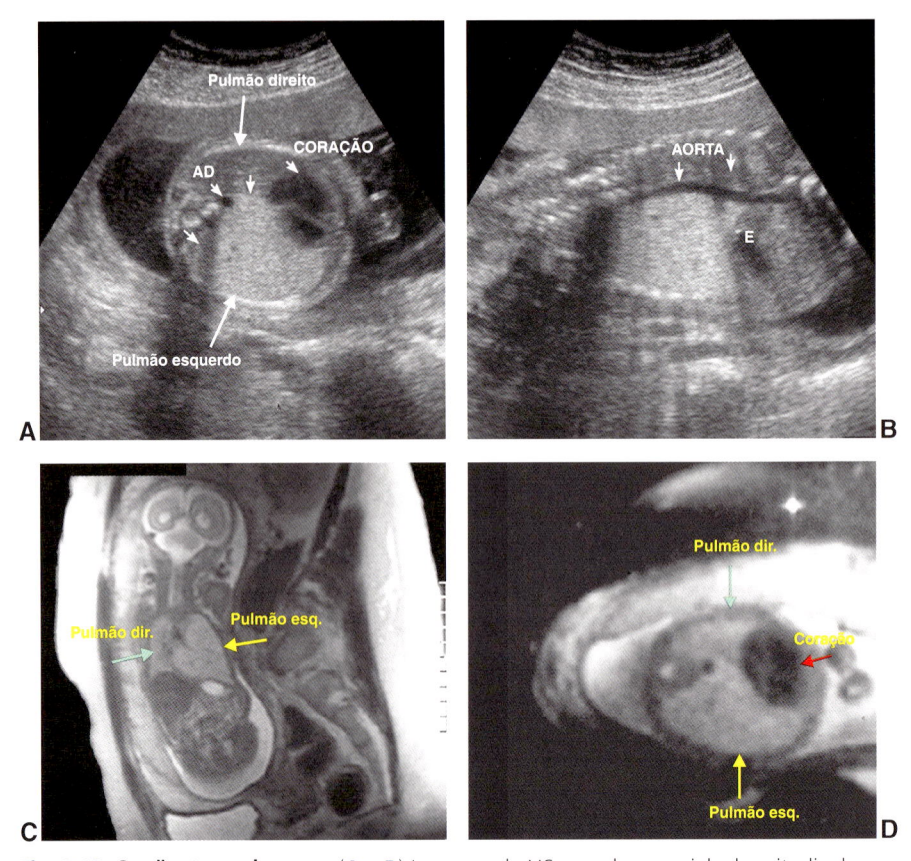

Fig. 3-12. Seqüestro pulmonar. (**A** e **B**) Imagens de US nos planos axial e longitudinal demonstrando massa ecogênica no hemitórax esquerdo, rechaçando a aorta e demais estruturas do mediastino para a direita. (**C** e **D**) Imagens de RM ponderadas em T2 nos planos coronal e axial corroborando os achados sonográficos. Não foram caracterizadas áreas císticas no interior da lesão. A diferenciação entre seqüestro pulmonar e a malformação adenomatóide cística do tipo III é difícil em métodos de imagem pré-natais, a menos que o vaso anômalo arterial seja identificado, configurando seqüestro pulmonar. O diagnóstico de seqüestro pulmonar foi confirmado em angiotomografia de tórax ao nascimento (ver Fig. 3-13).

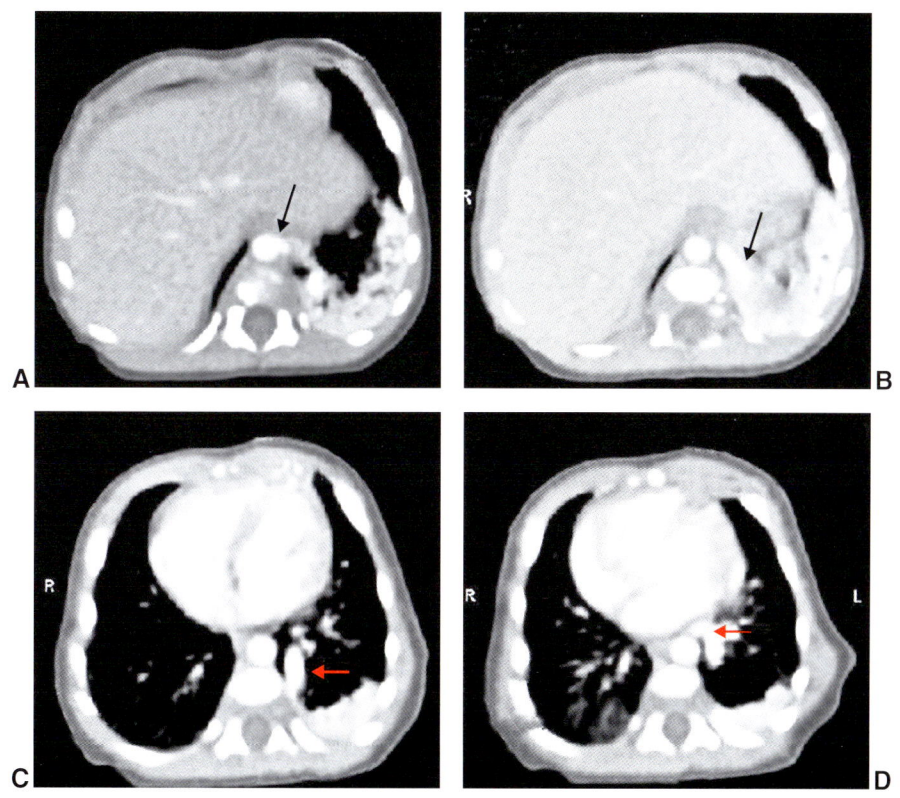

Fig. 3-13. Seqüestro pulmonar. Angiotomografia (pós-natal) do tórax do mesmo paciente da Figura 3-12. Cortes axiais demonstrando vaso arterial anômalo originando-se diretamente da aorta (**A** e **B**) e a veia de drenagem é tributária das veias pulmonares (**C** e **D**), configurando seqüestro pulmonar do tipo intralobar.

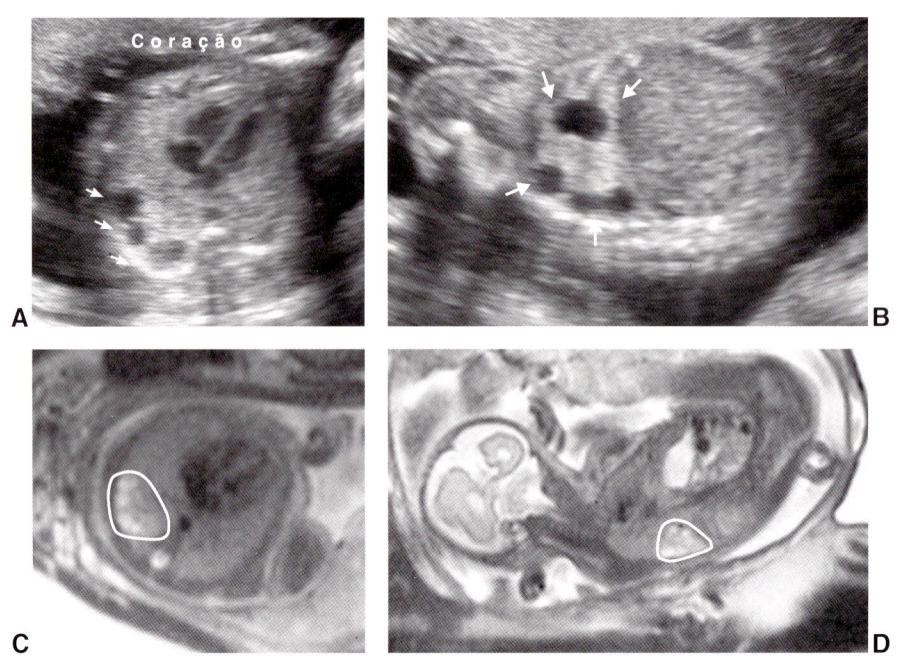

Fig. 3-14. Malformação adenomatóide cística (MAC). Cortes sonográficos nos planos axial (**A**) e coronal (**B**) demonstrando massa no segmento basal posterior do lobo inferior direito, com múltiplos cistos de tamanhos variados no seu interior. Cortes de RM ponderados em T2 nos planos axial (**C**) e coronal (**D**), em posição semelhante aos cortes de US, corroborando os achados anteriormente descritos. Três tipos distintos de MAC foram descritos: lesões tipo I são caracterizadas por cistos grandes de tamanhos variáveis (mais de 2 cm de diâmetro); as do tipo II tipicamente contêm cistos de tamanho mais uniforme menores de 2 cm; e as do tipo III contêm cistos microscópicos.

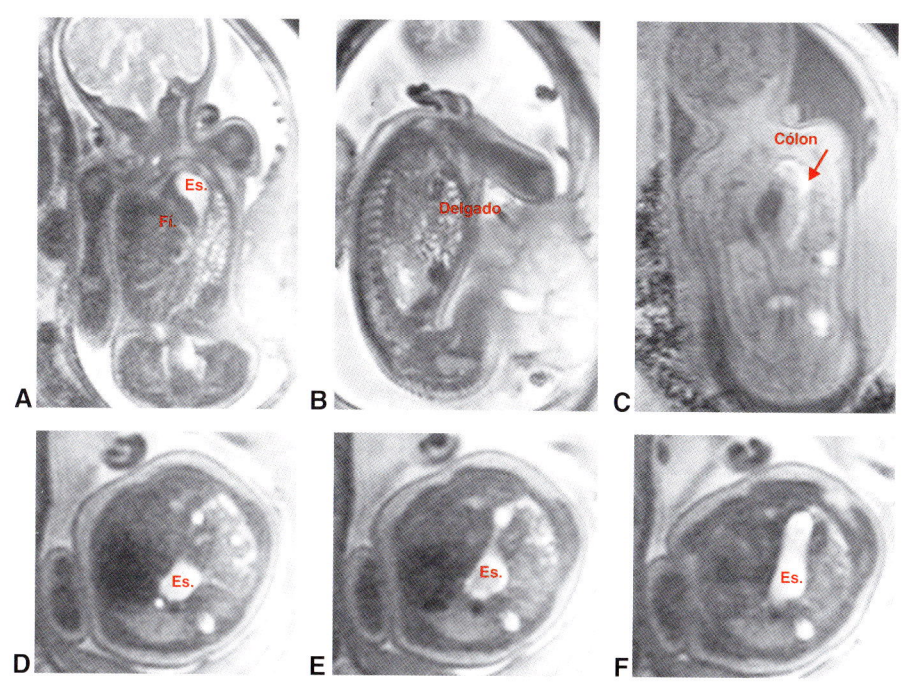

Fig. 3-15. Hérnia diafragmática. Cortes de RM coronais ponderados em T2 (**A** e **B**), coronal ponderado em T1 com supressão de gordura (**C**) e axiais ponderados em T2 (**D** a **F**). Volumosa hérnia diafragmática à esquerda. Não se identifica o diafragma deste lado e há herniação do estômago (**Es.**), alças de delgado, lobo esquerdo do fígado (**Fí.**) e de alças colônicas (imagem **C**, conteúdo de sinal elevado em T1 secundariamente ao mecônio). Há importante hipoplasia pulmonar.

O diafragma normal é facilmente identificado em imagens de RM fetal. No caso de hérnia diafragmática, a determinação do tamanho da hérnia, assim como do seu conteúdo, é fundamental na determinação do prognóstico, uma vez que a herniação hepática e hérnias volumosas estão associadas a graus avançados de hipoplasia pulmonar. Na RM, o fígado, o intestino delgado e o cólon são diferenciados dos pulmões pelas suas intensidades de sinal características. Já na US, às vezes a diferenciação de fígado e alças intestinais de pulmão ou massas pulmonares é difícil.

OUTRAS INDICAÇÕES (FIGS. 3-16 E 3-17)

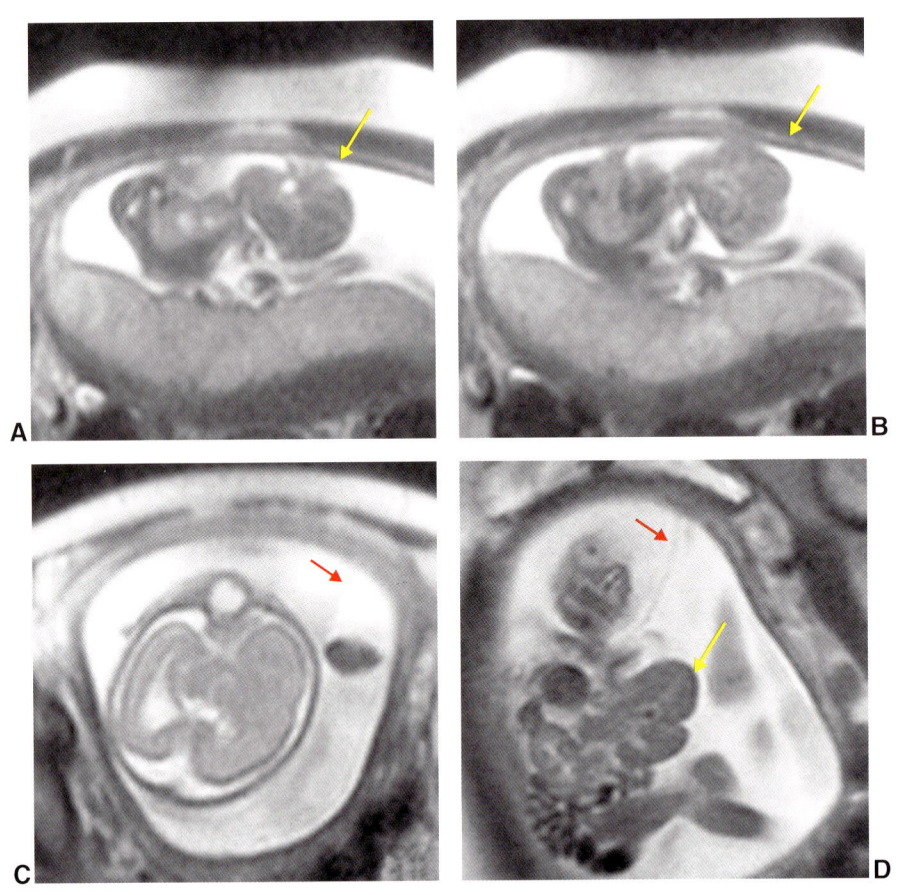

Fig. 3-16. Banda amniótica. (**A** a **D**) Cortes de RM ponderados em T2. Em **A** e **B**, observa-se importante defeito na parede toracoabdominal permitindo a herniação de seu conteúdo *(setas amarelas)*. Em **C** e **D**, observa-se imagem linear com sinal reduzido próximo à face fetal e com relação ao defeito da parede toracoabdominal, representando a banda amniótica *(setas vermelhas)*.

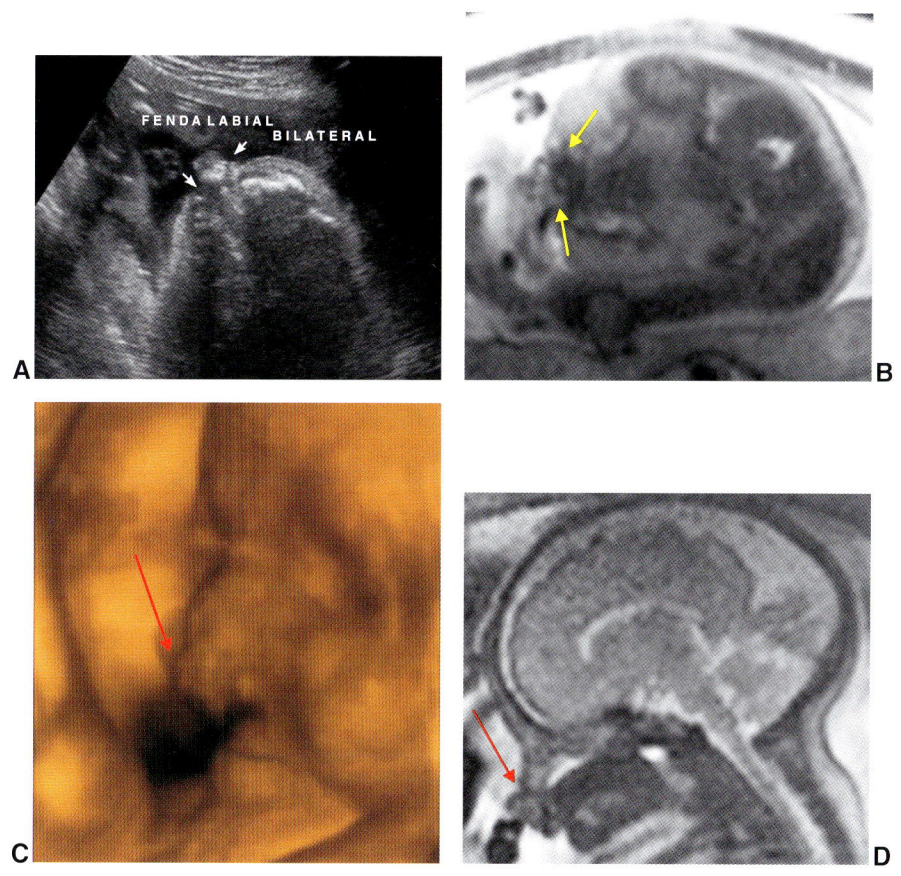

Fig. 3-17. Fendas labial e palatina. Corte sonográfico no plano axial (**A**) e imagem de US 3D (**C**) demonstrando imagem compatível com fenda palatina bilateral. (**B** e **D**) Cortes de RM ponderados em T2 nos planos axial e sagital demonstrando solução de continuidade na topografia dos processos alveolares da maxila, sugerindo fenda palatina associada. O diagnóstico foi confirmado no pós-natal.

BIBLIOGRAFIA

Aaronson OS, et al. Myelomeningocele: prenatal evaluation—comparison between transabdominal US and MR imaging. *Radiology* 2003;227:839-843.

Barton JW, et al. Pelvic MR imaging findings in gestational trophoblastic disease, incomplete abortion, and ectopic pregnancy: are they specific? *Radiology* 1993;186:163.

Birchard KR, et al. MRI of acute abdominal and pelvic pain in pregnant patients. *Am J Roentgenol* 2005 Feb;184:452-458.

Caire JT, et al. MRI of fetal genitourinary anomalies. *Am J Roentgenol* 2003 Nov;181:1381-1385.

Cassart M, et al. Complementary role of MRI after sonography in assessing bilateral urinary tract anomalies in the fetus. *Am J Roentgenol* 2004 Mar;182:689-695.

Coakley FV, et al. Complex fetal disorders: effect of MR imaging on management-preliminary clinical experience. *Radiology* 1999;213:691.

Coakley FV, et al. Fetal MRI: a developing technique for the developing patient. *Am J Roentgenol* 2004 Jan;182:243-252.

Frates MC, et al. Fetal anomalies: comparison of MR imaging and US for diagnosis. *Radiology* 2004;232:398-404.

Green CL, et al. Gestational trophoblastic disease: a spectrum of radiologic diagnosis. *RadioGraphics* 1996;16:1371-1384.

Hricak H, et al. Gestational trophoblastic neoplasm of the uterus: MR assessment. *Radiology* 1986;161:11.

Hubbard AM, et al. Congenital chest lesions: diagnosis and characterization with prenatal MR Imaging. *Radiology* 1999;212:43.

Lan LM, et al. Normal fetal brain development: MR imaging with a half-fourier rapid acquisition with relaxation enhancement sequence. *Radiology* 2000;215:205.

Levine D, Barnes PD, Edelman RR. Obstetric MR imaging. *Radiology* 1999;211:609.

Levine D, et al. Fast MR imaging of fetal central nervous system abnormalities. *Radiology* 2003;229:51-61.

Levine D, et al. Fetal thoracic abnormalities: MR imaging. *Radiology* 2003;228:379-388.

Levine D, et al. MR imaging appearance of fetal cerebral ventricular morphology. *Radiology* 2002;223:652-660.

Nagayama M, et al. Fast MR imaging in obstetrics. *RadioGraphics* 2002;22:563-580.

Shinmoto H, et al. MR imaging of non-CNS fetal abnormalities:a pictorial essay. *RadioGraphics* 2000;20:1227-1243.

Woodward PJ, et al. From the archives of the AFIP: a comprehensive review of fetal tumors with pathologic correlation. *RadioGraphics* 2005;25:215-242.

CAPÍTULO 4

Ultra-Sonografia Tridimensional na Gestação

Ana Maria Tarsitano Massá
Ivo Basílio da Costa Júnior

Com o avanço das imagens tridimensionais no campo da obstetrícia, um espectro de anomalias fetais, anteriormente difíceis de serem diagnosticadas, pode agora ser reconhecido pré-natalmente.

Durante o primeiro trimestre de gravidez (Figs. 4-1 e 4-2), com o uso desta técnica, podemos fornecer às pacientes e aos seus familiares a opção de um diagnóstico precoce, de um aconselhamento pré-natal e o preparo de uma equipe multidisciplinar para o nascimento.

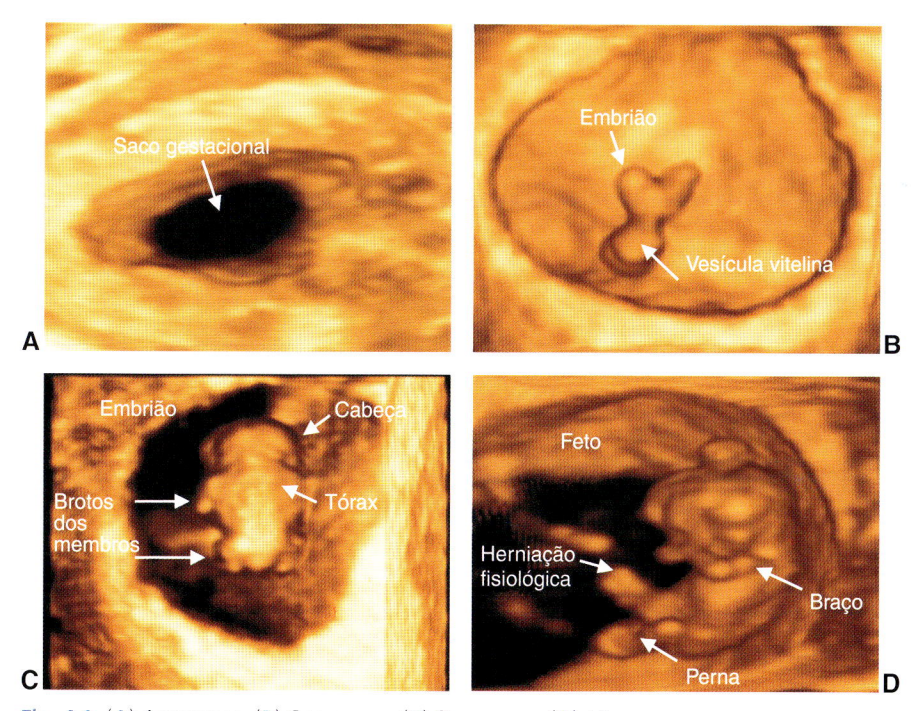

Fig. 4-1. (A) 4 semanas. (B) 6 semanas. (C) 8 semanas. (D) 10 semanas.

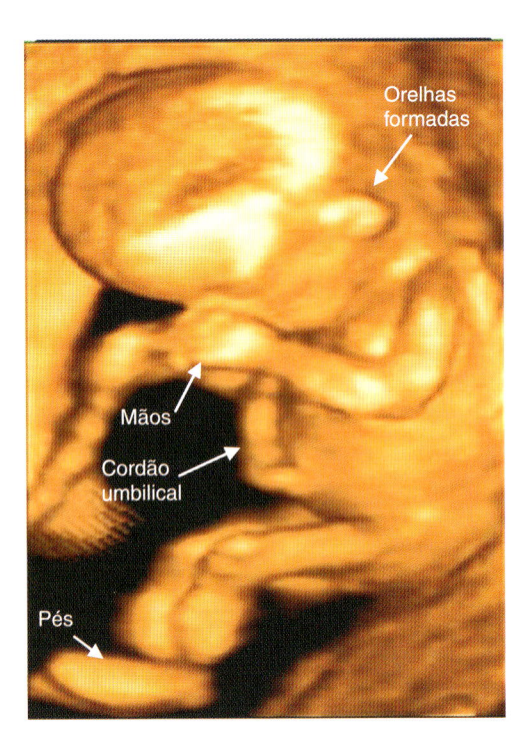

Fig. 4-2. 12 semanas. No primeiro trimestre da gravidez com o uso de transdutores transvaginais, a US 3D permite melhor avaliação do desenvolvimento embrionário e da anatomia fetal.

Não há dúvida de que o diagnóstico de certas desordens no primeiro e segundo trimestres da gravidez é crucial no planejamento terapêutico desses fetos, após ou mesmo antes do nascimento, onde a discussão do caso com a pediatria e suas subespecialidades pode antecipar o futuro cuidado dessas crianças.

Nos últimos dois anos, novas tecnologias têm sido desenvolvidas no campo da ultra-sonografia 3D, no sentido de uma identificação cada vez mais precoce de anomalias fetais.

A ultra-sonografia 4D permite a visualização 3D em tempo real, observando dessa forma os movimentos fetais.

A demonstração da face fetal, além de permitir uma avaliação mais precisa de sua anatomia aos médicos e aos futuros pais, aumenta o vínculo com o feto (Fig. 4-3).

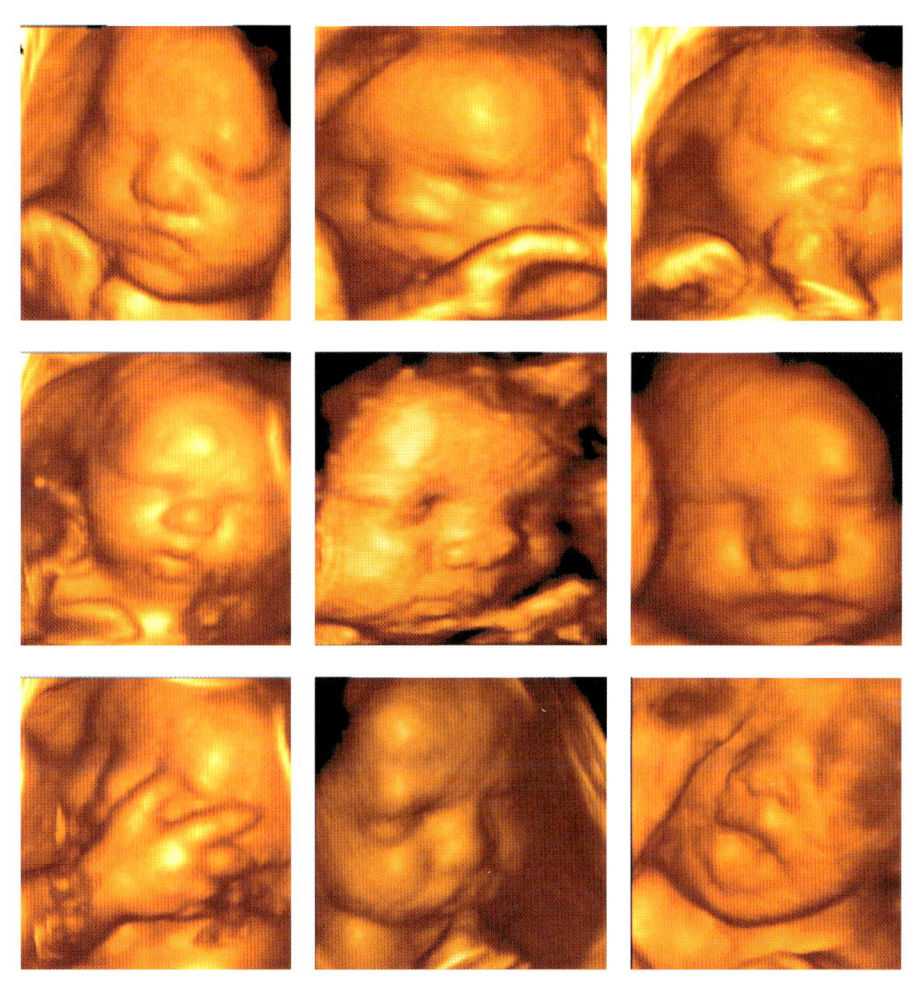

Fig. 4-3. Expressões faciais normais.

Apesar de nos últimos anos ter havido um dramático aumento nas publicações de novas técnicas e aplicações clínicas de imagens 3D em obstetrícia, a imagem em 2D ainda continua sendo a base para avaliação da anatomia fetal (Fig. 4-4), enquanto o 3D atua como adjunto no diagnóstico de anomalias fetais (Figs. 4-5 a 4-7).

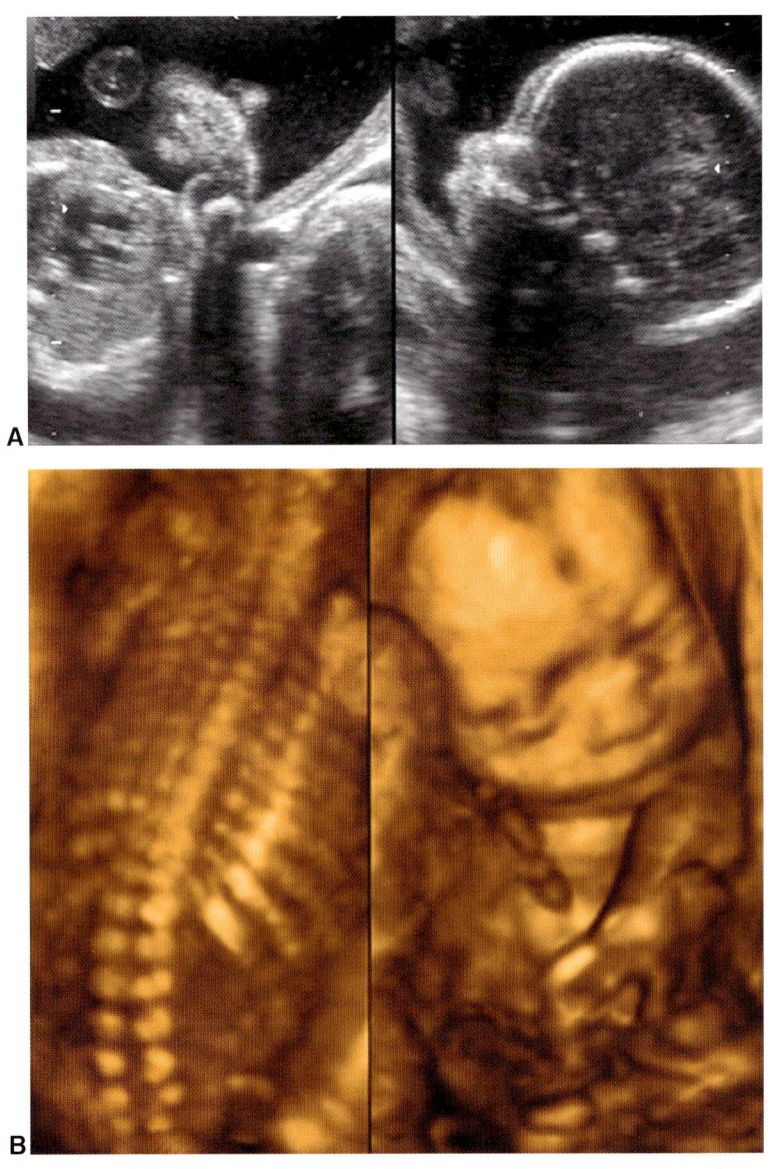

Fig. 4-4. (**A**) Exame morfológico realizado entre 20-24 semanas. Imagens de ultra-sonografia convencional e (**B**) imagens tridimensionais complementando a avaliação em 2D.

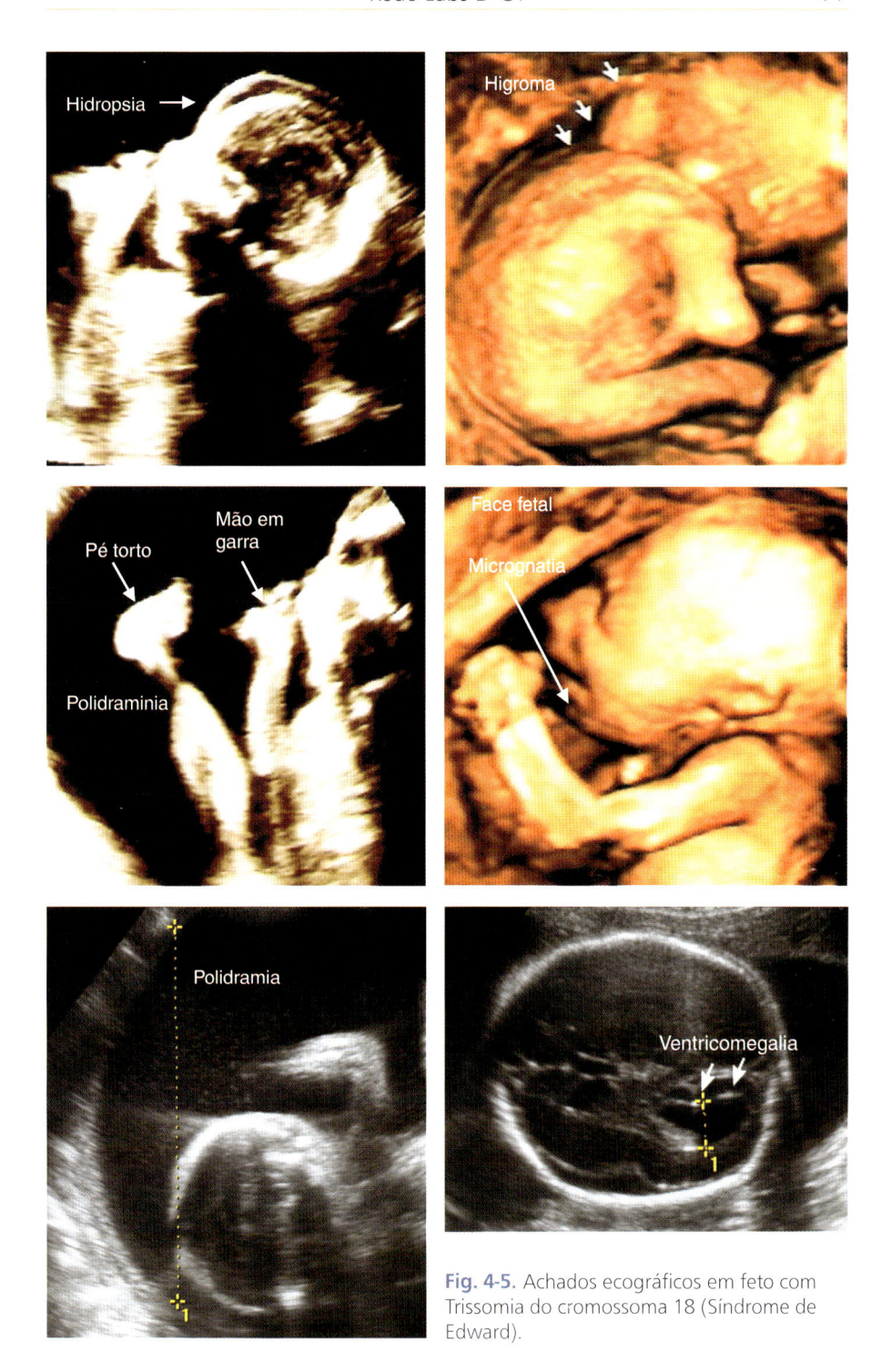

Fig. 4-5. Achados ecográficos em feto com Trissomia do cromossoma 18 (Síndrome de Edward).

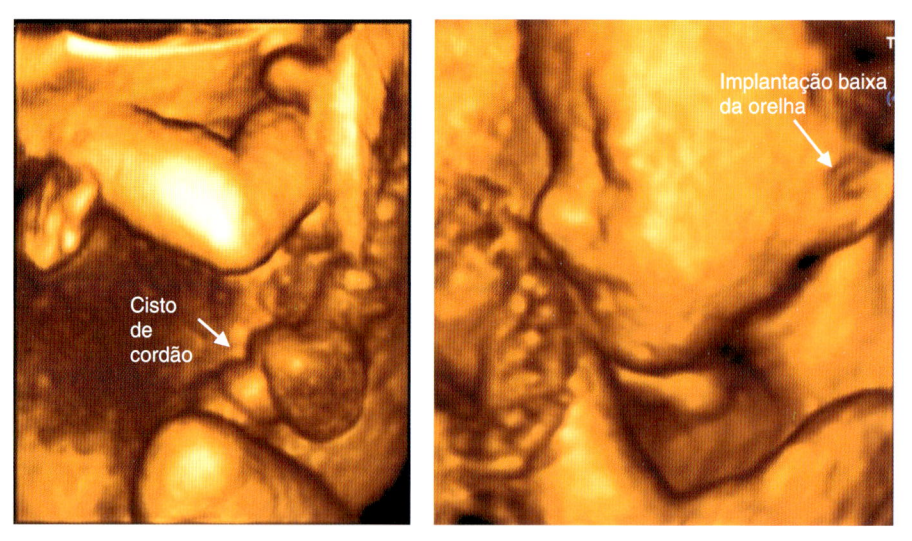

Fig. 4-6. Anomalias cromossômicas estão freqüentemente associadas a múltiplas alterações fetais. Dessa forma, recomenda-se que, ao se detectar uma malformação ou marcador no exame de ultra-sonografia de rotina se faça um exame detalhado, buscando-se as demais características da anomalia cromossômica associada àquele achado.

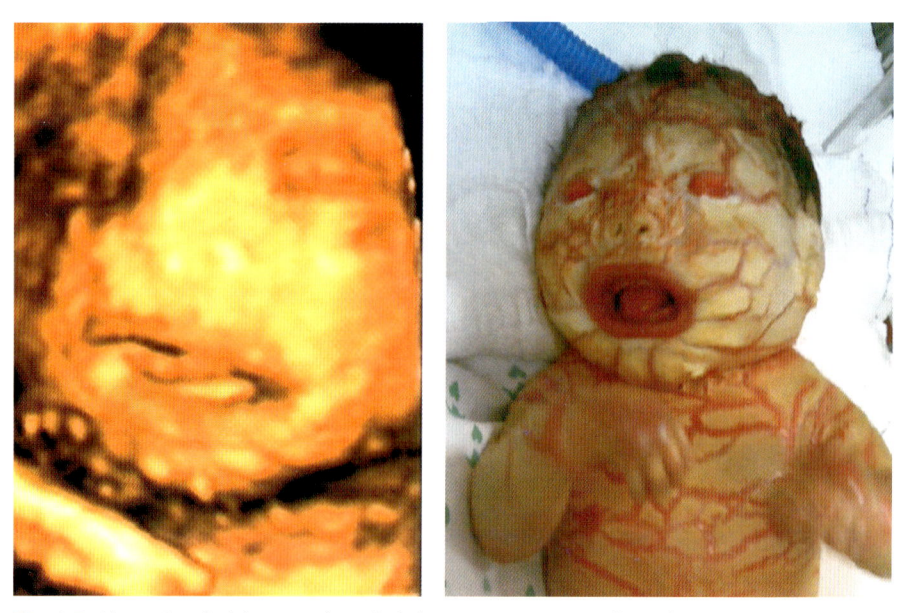

Fig. 4-7. Alterações faciais sugestivas de ictiose na US 3D e confirmada ao nascimento. Gestante com 28 semanas procurou o Serviço de Medicina Fetal para realização da Dopplerfluxometria das artérias uterinas. Constatamos oligodramnia e na US convencional a ausência/hipoplasia do osso nasal. Na avaliação tridimensional da face fetal observamos alterações importantes das características faciais. A ictiose é um raro distúrbio genético de pele cuja principal característica é o afinamento da camada de queratina da pele fetal. (Foto gentilmente cedida pelo Dr. Luiz Augusto Santana.)

BIBLIOGRAFIA

Cicero S, Cuncio P *et al.* Absence of nasal bone in fetus with trisomy 21 at 11-14 weeks gestation an observational study. *Lancet* 2001;358:1665-1667.

De Vone GR, Polanco B *et al.* The "spin" technique: a new method for examination of the fetal outflow tracts using three-dimensional ultrasound. *Ultrasound Obstet Gynecol* 2004;24:72-82.

Gianluigi P, Kypnus HN. *Diagnosis of fetal abnormalities*. The Parthenon Publishing Group, 1999.

Nelson TR, Pnetonius DH. Three-dimensional ultrasound imaging. *Ultrasound Med Biol* 1998;29:1243-1270.

Pnetonius DH, Hearon HA *et al.* Parental artistic drawings of the fetus pre and pos 3/4 dimensional ultrasound examination. *J Utrasound Med* 2007;26: 301-308.

Veronique T, Maryam T *et al. Three-dimensional obstetric ultrasound.* Elsevier, 2008. p. 147-155.

CAPÍTULO 5

Propedêutica Mamária – Rastreamento e Diagnóstico

Ellyete de Oliveira Canella

INTRODUÇÃO

Os métodos diagnósticos são indicados em situações de rastreamento e situações diagnósticas.

No caso do rastreamento, os exames teriam como finalidade detectar precocemente o câncer de mama, para permitir tratamento menos radical, melhorar a qualidade de vida, reduzir as taxas de mortalidade e morbidade e reduzir gastos no tratamento.

Como diagnóstico, os exames têm como finalidade esclarecer sinais detectados ao exame clínico ou sintomas referidos pela paciente.

Os métodos de imagem utilizados como estratégias de rastreamento e nas situações diagnósticas são: mamografia, ultra-sonografia e ressonância magnética.

RASTREAMENTO

Mamografia

A mamografia representa o único exame utilizado para rastreamento, com capacidade de detectar lesões não palpáveis (Fig. 5-1) e causar impacto na mortalidade por câncer de mama.

Nas mulheres entre 40 e 49 anos, a redução da mortalidade é de pelo menos 25% e, nas mulheres a partir de 50 anos, a redução da mortalidade está entre 19 e 29%.

Periodicidade da mamografia

De acordo com o Colégio Americano de Radiologia, a mamografia para rastreamento deve ser realizada em todas as mulheres assintomáticas, anualmente, a partir de 40 anos.

De acordo com o Documento de Consenso para Controle do Câncer de Mama do Ministério da Saúde, as ações recomendadas para rastreamento seriam: exame clínico das mamas a partir de 40 anos e mamografia para mulheres entre 50 e 69 anos, com intervalo máximo de dois anos.

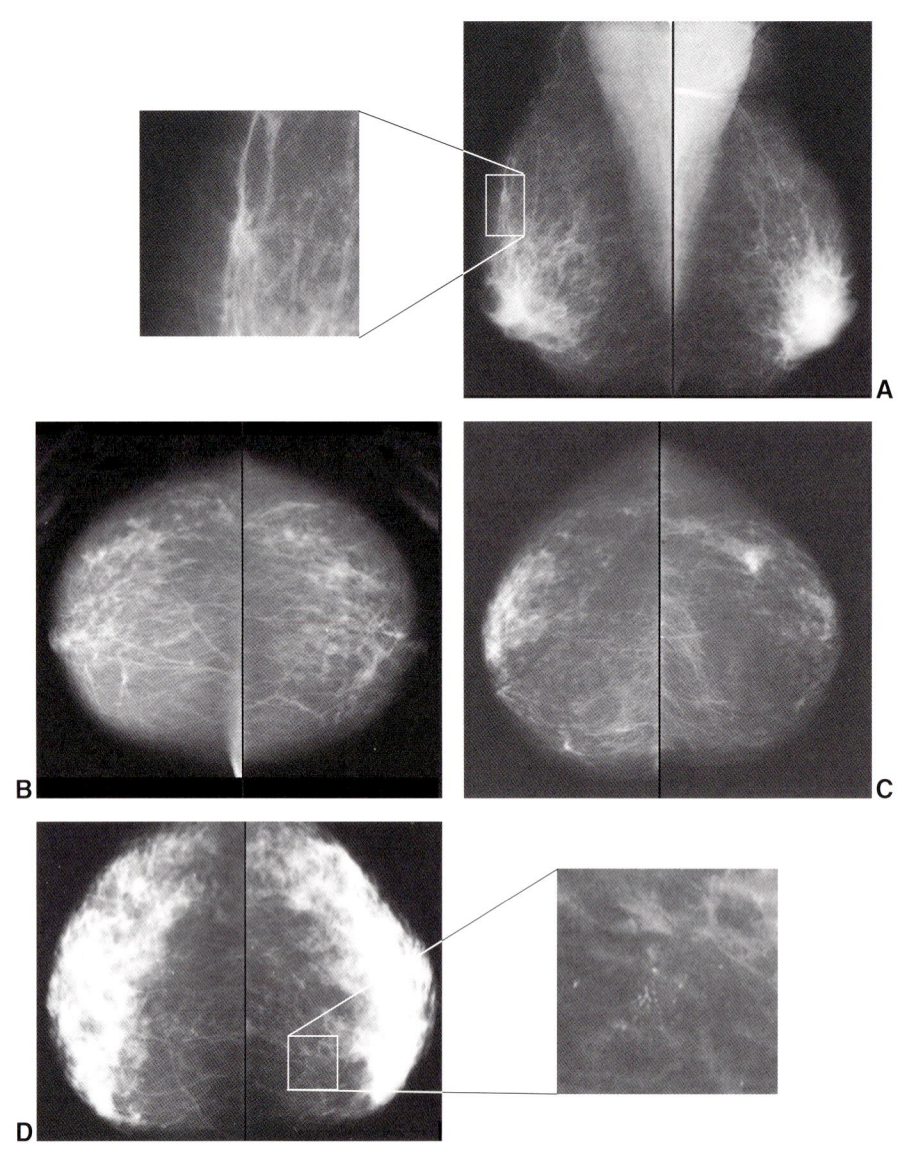

Fig. 5-1. Lesões não-palpáveis detectadas na mamografia. Em **A**, nódulo espiculado, com ampliação, incidência médio-lateral oblíqua. Em **B**, distorção focal *(seta)*, incidência crânio-caudal. Em **C**, assimetria focal *(seta)*, incidência crânio-caudal. Em **D**, microcalcificações irregulares agrupadas, com ampliação, incidência crânio-caudal.

No dia 29 de abril de 2008, o Presidente da República sancionou a Lei nº 11.664, publicada em 30 de abril de 2008, que descreve que o Sistema Único de Saúde deve assegurar a realização de exame mamográfico a todas as mulheres a partir de 40 anos (art. 2º, parágrafo III), em vigor 1 ano após a publicação (art. 3º).

Seja qual for a estratégia adotada, tanto para programas de rastreamento populacional quanto para rastreamento oportunístico, é necessário que a mamografia realizada tenha qualidade técnica e que o laudo seja realizado por profissional habilitado.

Ultra-sonografia

Embora a ultra-sonografia possa também detectar lesões não palpáveis (Fig. 5-2), até o presente momento, não existem ensaios clínicos comprovando a eficácia da ultra-sonografia como método de rastreamento populacional do câncer de mama.

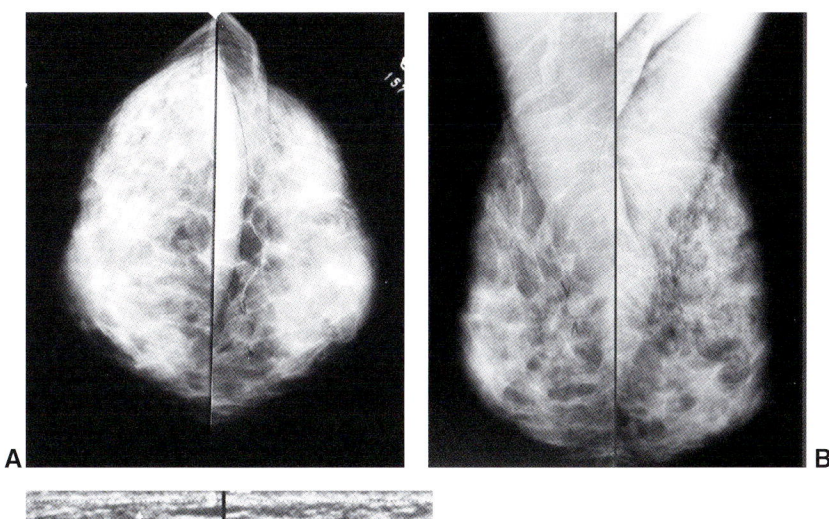

Fig. 5-2. Lesão detectada somente na ultra-sonografia. Em **A** e **B**, mamografia, incidências crânio-caudal e médio-lateral oblíqua, respectivamente, mostrando mamas densas, sem lesões. Em **C**, nódulo irregular, cujo diagnóstico foi carcinoma lobular infiltrante.

Trabalhos recentes sugerem benefício da ultra-sonografia no grupo de alto risco, conforme exposto no item "Mamografia + Ultra-Sonografia".

Ressonância magnética

A ressonância magnética como modalidade de rastreamento tem sido utilizada nas pacientes de alto risco, conforme descrição no item "Mamografia + Ressonância Magnética".

Rastreamento no grupo de risco

São consideradas grupo de risco: mulheres portadoras da mutação nos genes BRCA 1 ou BRCA 2, mulheres com história de câncer de mama, mulheres com história familiar de câncer de mama em parentes de primeiro grau na pré-menopausa, mulheres com história de neoplasia lobular *in situ*, hiperplasia ductal atípica e mulheres que fizeram radioterapia torácica antes de 30 anos.

De um modo geral, as integrantes do grupo de risco, notadamente as com história familiar ou com mutação dos genes BRCA, são jovens, com mamas densas e parênquima mamário muito sensível à radiação ionizante, situação em que a capacidade de detecção da mamografia é reduzida. Para compensar a baixa sensibilidade da mamografia no grupo de risco, outras modalidades de exame têm sido estudadas.

Mamografia + ultra-sonografia

Trabalho publicado por Berg *et al.,* em 2008, descreve acurácia de 91% da mamografia associada à ultra-sonografia para as mulheres de alto risco, em comparação com a mamografia isolada, cuja acurácia foi de 87%.

Mamografia + ressonância magnética

A ressonância magnética representa um exame muito promissor no rastreamento das mulheres de alto risco, notadamente porque a densidade mamária não interfere na capacidade de detecção do método.

Em 2007, a Sociedade Americana de Câncer publicou diretrizes recomendando a utilização da ressonância magnética, em conjunto com a mamografia, para rastreamento do câncer de mama nas mulheres de alto risco.

A Figura 5-3 exemplifica caso de lesão detectada apenas na ressonância magnética em paciente com história familiar de câncer de mama.

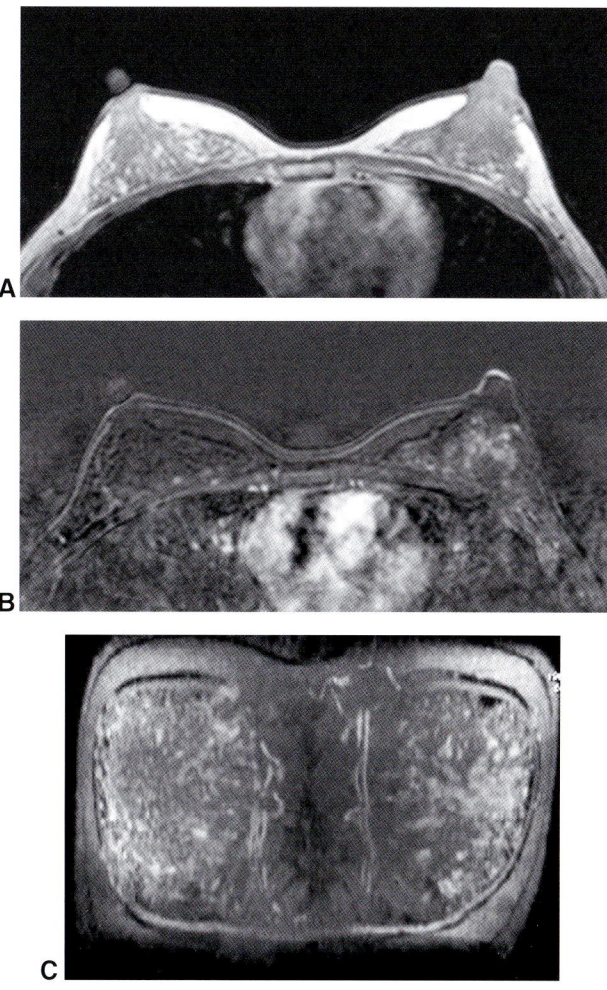

Fig. 5-3. Lesão em paciente de alto risco. Em **A** e **B**, estudo dinâmico, plano axial, fase sem gadolínio e segundo dinâmico com subtração, respectivamente, mostrando captação segmentar na união dos quadrantes externos da mama esquerda. Em **C**, reconstrução MIP.

DIAGNÓSTICA

Mamografia

Com indicação diagnóstica, a mamografia deve ser realizada nas mulheres com sinais e/ou sintomas de câncer de mama.

Os principais sinais e sintomas de câncer de mama são nódulo, espessamento e descarga papilar (Fig. 5-4). O nódulo representa um achado tridimensional, que muitas vezes é detectado pela paciente. O espessamento representa uma região mais endurecida na palpação, sem que seja possível delimitar um nódulo. A descarga papilar relacionada com suspeição geralmente é espontânea, unilateral, de ducto único, cristalina ou "água de rocha".

Outras situações diagnósticas com indicação de mamografia são controle radiológico de lesão provavelmente benigna (Categoria 3 BI-RADS®) e mama masculina (Fig. 5-5).

Convém lembrar que mastalgia, apesar de queixa muito freqüente, não representa indicação de mamografia, pois o sintoma "dor", além de não representar sintoma de câncer de mama, não tem expressão correspondente em imagens.

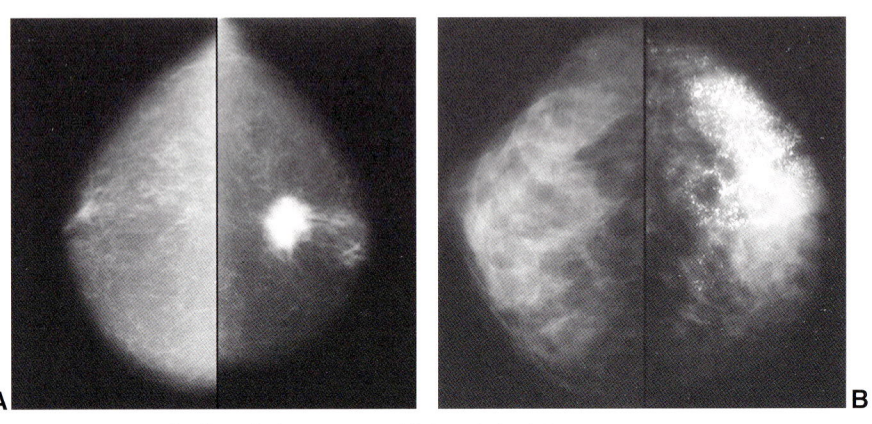

A

B

Fig. 5-4. Mamografia diagnóstica. Em **A**, nódulo palpável. Em **B**, espessamento na mama esquerda, representado por microcalcificações na mamografia.

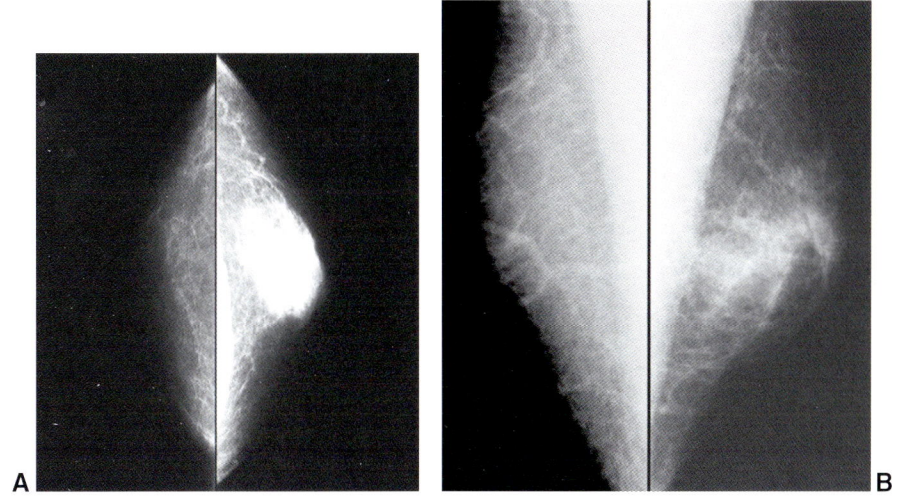

Fig. 5-5. Mama masculina. Em **A** e **B**, ginecomastia à esquerda, incidências crânio-caudal e médio-lateral oblíqua, respectivamente.

Ultra-sonografia

As principais indicações da ultra-sonografia como método diagnóstico são: diagnóstico diferencial entre lesão sólida e lesão cística (Fig. 5-6); alterações no exame físico (lesão palpável), no caso de mamografia negativa ou inconclusiva (Fig. 5-7), na jovem e no ciclo grávido-puerperal na presença de lesão palpável; doença inflamatória e abscesso; diagnóstico de coleções (Fig. 5-8).

Ressonância magnética

A ressonância magnética tem grande importância em diversas situações diagnósticas. As mais utilizadas estão descritas a seguir.

Casos não conclusivos

Pela imagem anatômica e pela alta sensibilidade, mesmo nas mamas densas, a ressonância magnética permite esclarecer casos em que o exame clínico, a mamografia e a ultra-sonografia não são conclusivos, deixando dúvida quanto ao grau de suspeição.

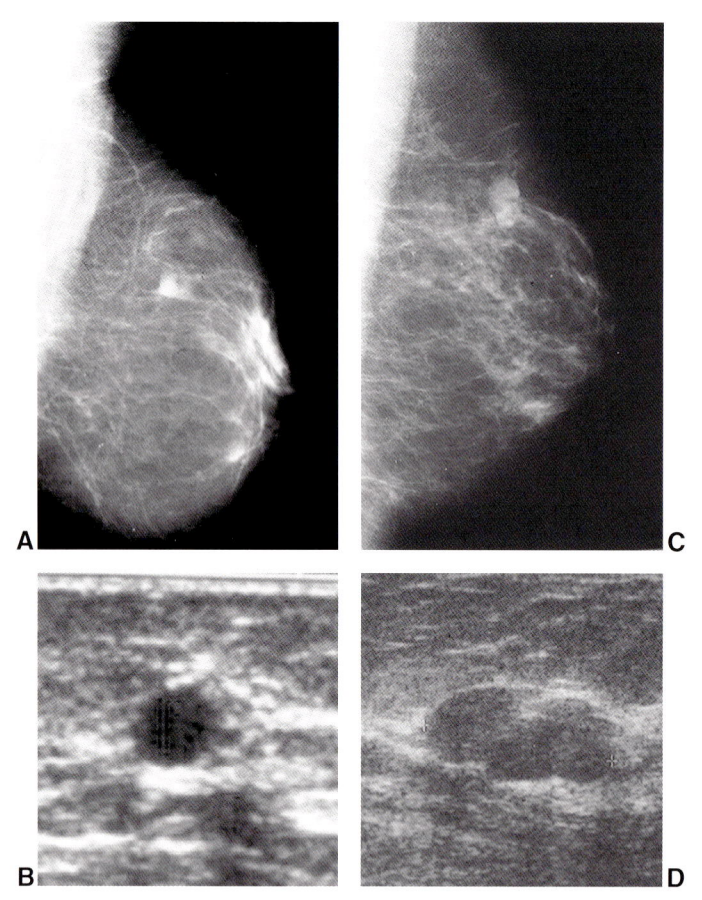

Fig. 5-6. Diagnóstico diferencial entre lesão sólida e lesão cística. Em **A** e **B**, mamografia, incidência médio-lateral oblíqua e ultra-sonografia, respectivamente, mostrando cisto. Em **C** e **D**, mamografia, incidência perfil e ultra-sonografia, respectivamente, mostrando nódulo sólido.

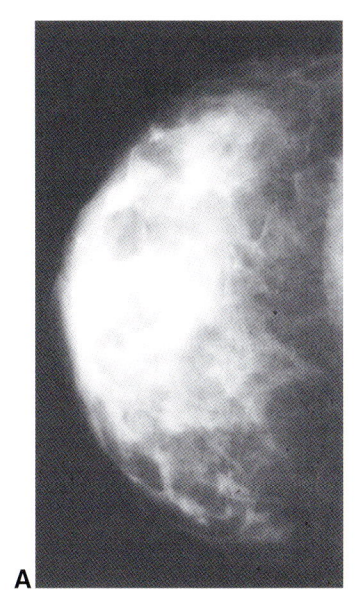

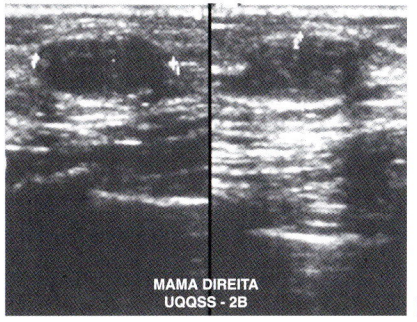

Fig. 5-7. Lesão palpável sem expressão na mamografia. Em **A**, mamografia, incidência crânio-caudal, mostrando mama densa, sem lesão. Em **B**, ultra-sonografia mostrando nódulo sólido.

A

B

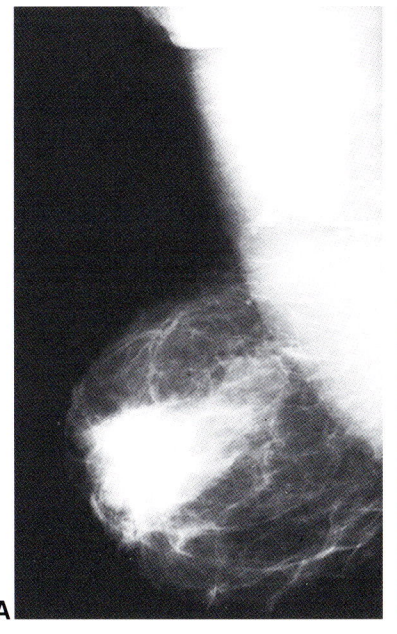

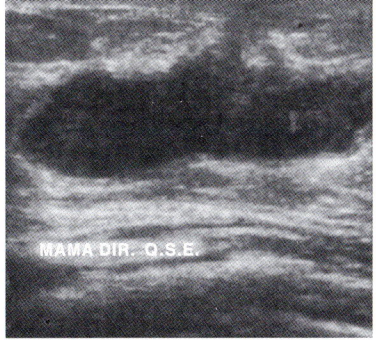

Fig. 5-8. Coleção após cirurgia. Em **A**, mamografia, incidência médio-lateral oblíqua, mostrando área densa. Em **B**, ultra-sonografia mostrando detalhe da coleção.

A

B

Entre as situações mais comuns estão as mamas operadas, com ou sem implantes, nas assimetrias, em algumas lesões com aparência benigna e na falta de correlação com exames anteriores (Figs. 5-9 e 5-10).

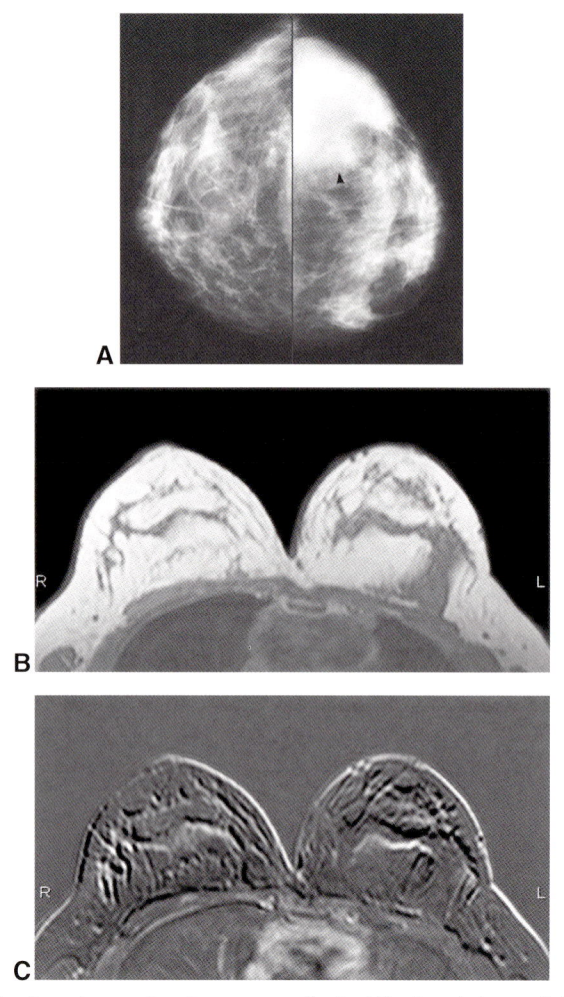

Fig. 5-9. Mastoplastia redutora. Em **A**, mamografia, incidência crânio-caudal, mostrando área densa na mama esquerda (quadrante superior externo, pela incidência médio-lateral oblíqua). Em **B** e **C**, estudo dinâmico, plano axial, fase sem gadolínio e segundo dinâmico com subtração, respectivamente, mostrando que a área em estudo representava parênquima mamário, assimétrico pela mastoplastia.

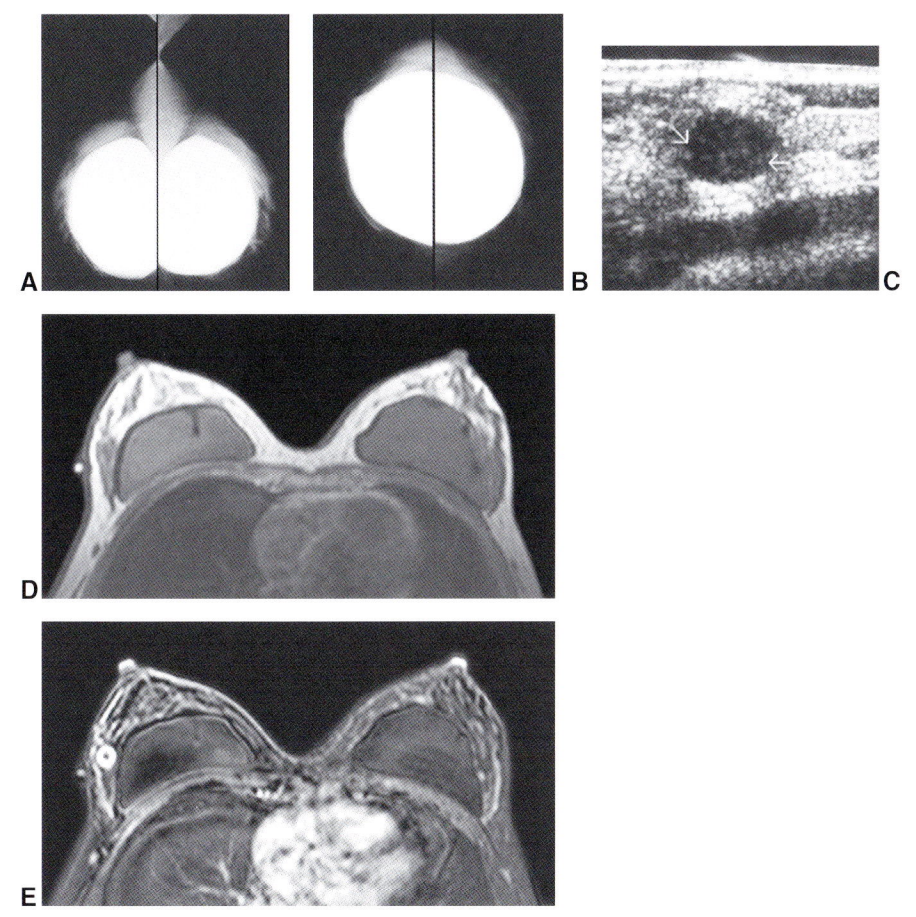

Fig. 5-10. Paciente com 37 anos, cujo exame físico detectou espessamento na união dos quadrantes externos da mama direita; mastoplastia de aumento em 1995.
Em **A** e **B**, mamografia sem alteração, Categoria 2. Em **C**, ultra-sonografia mostrando nódulo hipoecóico, regular, com aparência de benignidade, apesar de palpável.
Em **D** e **E**, estudo dinâmico, fase sem gadolínio e segundo dinâmico com subtração, respectivamente, mostrando nódulo regular, medindo 12 mm, com captação periférica na fase precoce, localizado na união dos quadrantes externos da mama direita, em correspondência com a alteração detectada no exame físico (histopatológico – carcinoma ductal infiltrante).

Carcinoma oculto

O carcinoma oculto representa 0,3 a 0,8% de todos os cânceres de mama e a ressonância magnética é o exame que tem melhor desempenho na detecção do tumor primário, permitindo oferecer terapêutica mais específica para a paciente (Fig. 5-11).

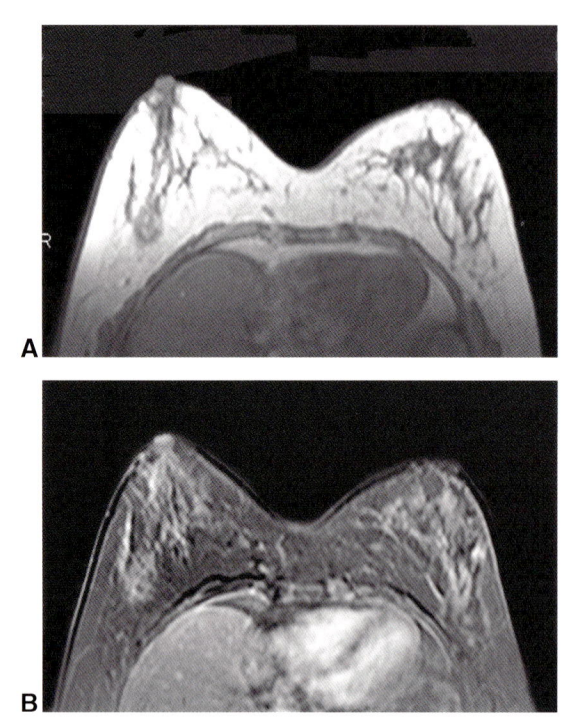

Fig. 5-11. Carcinoma oculto na mamografia, lesão detectada na ressonância magnética. Em **A** e **B**, estudo dinâmico, fase sem gadolínio e segundo dinâmico com subtração, respectivamente, mostrando captação focal no quadrante superior externo da mama direita (histopatológico – carcinoma ductal infiltrante).

Planejamento terapêutico

Nas pacientes com diagnóstico de câncer ou com lesões com alto grau de suspeição na mamografia e na ultra-sonografia, a ressonância está indicada no planejamento terapêutico, para pesquisa de multifocalidade, multicentricidade e bilateralidade, pois, pela alta sensibilidade, representa o método de melhor desempenho.

Embora alguns trabalhos descrevam que a detecção de focos adicionais, que seriam tratados com a radioterapia, não causa impacto na recidiva e na sobrevida, deve-se levar em conta que a utilização da ressonância magnética permite melhorar a seleção das candidatas ao tratamento conservador e reduzir as cirurgias para ampliação de margens.

Na Figura 5-12, exemplo de lesões adicionais detectadas na ressonância magnética.

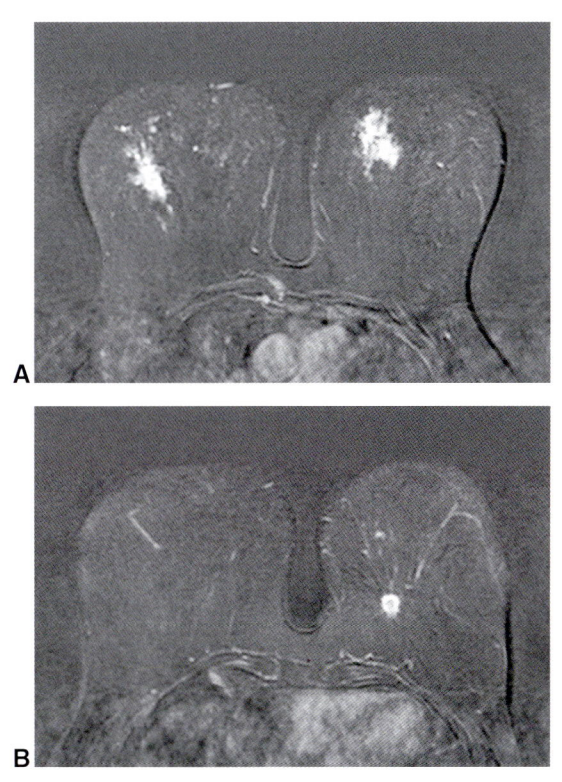

Fig. 5-12. Doença multicêntrica e bilateral. Em **A**, segundo dinâmico com subtração, mostrando captação focal no quadrante superior externo da mama direita e captação focal no quadrante superior interno da mama esquerda. Em **B**, segundo dinâmico mostrando nódulo no quadrante inferior interno da mama esquerda.

Avaliação de resposta à quimioterapia neo-adjuvante

Notadamente nos tumores grandes, com mamas infiltradas ou nas mamas com implantes, em que a realização da mamografia e da ultra-sonografia fica prejudicada pela impossibilidade de compressão das mamas, a ressonância magnética é útil para avaliação da lesão antes e após a quimioterapia, mostrando tamanho, extensão e atividade do tumor.

São considerados critérios de resposta à quimioterapia: redução do volume da lesão, "melhora" da captação inicial e "melhora" do tipo de curva (Fig. 5-13).

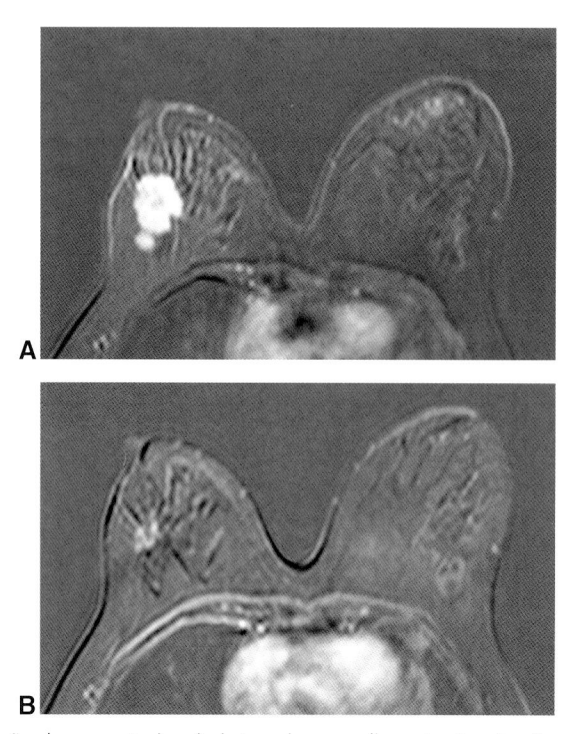

Fig. 5-13. Avaliação de resposta à quimioterapia neo-adjuvante. Em **A** e **B**, segundo dinâmico com subtração, antes e após a quimioterapia, respectivamente, mostrando em **B**, redução do tumor e melhora da captação, em intensidade.

Suspeita de recidiva

Pela capacidade de diferenciar fibrose de recidiva, a ressonância magnética pode afastar a recidiva com grande acerto, evitando cirurgias desnecessárias, preservando resultado estético, sem desgaste emocional para a paciente e reduzindo custos. Exemplos nas Figuras 5-14 e 5-15.

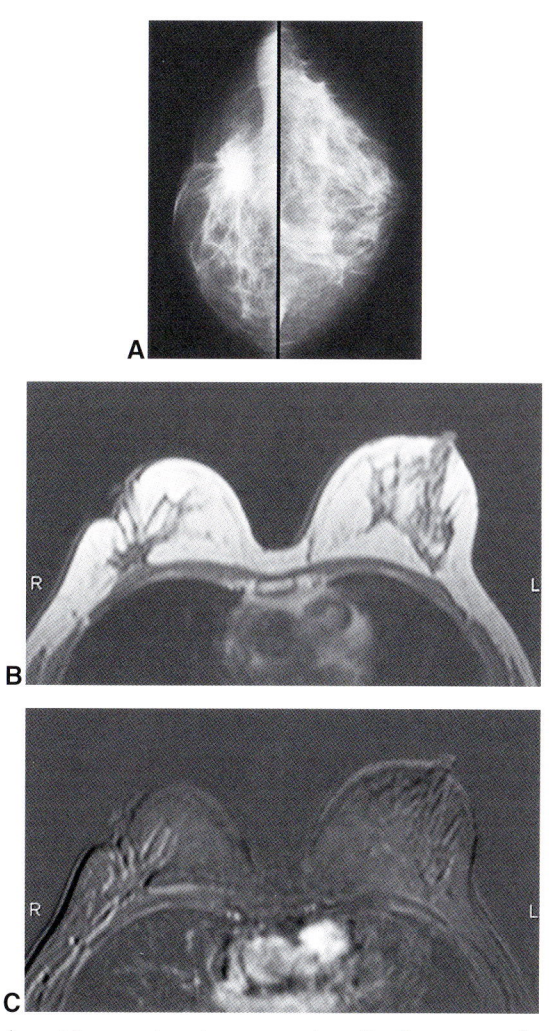

Fig. 5-14. Afastando recidiva em cirurgia conservadora. Em **A**, mamografia, incidência crânio-caudal, mostrando nódulo espiculado na metade externa da mama direita. Em **B** e **C**, estudo dinâmico, fase sem gadolínio e segundo dinâmico com subtração, respectivamente, sem captação, mostrando que o nódulo espiculado na mama direita representa fibrose.

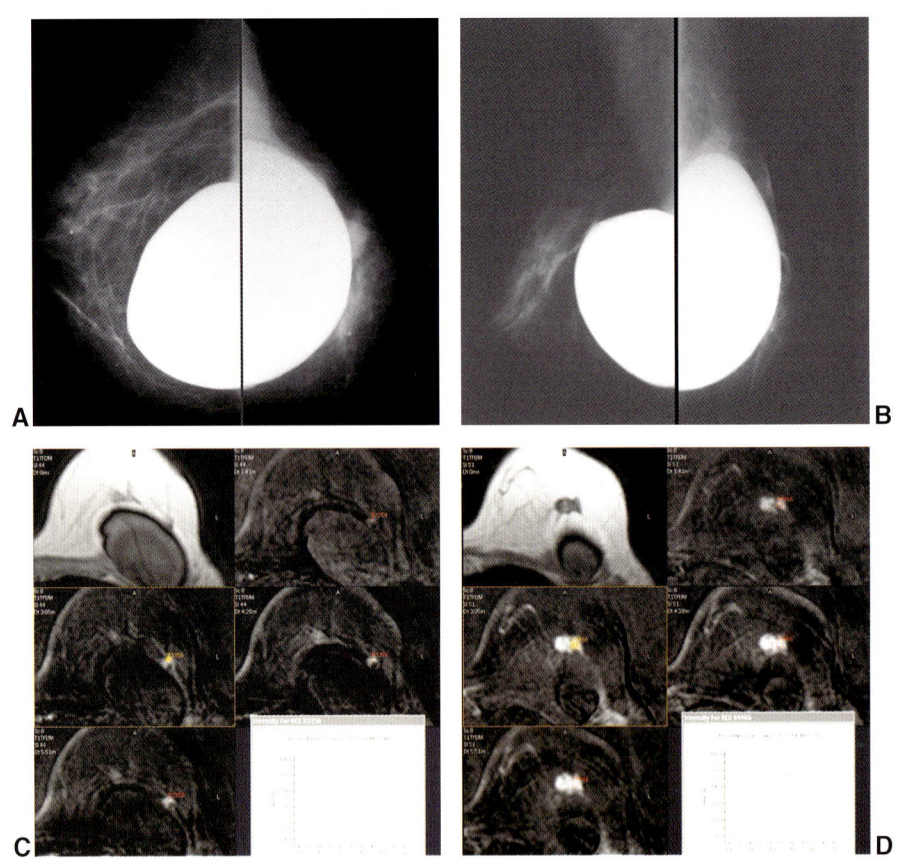

Fig. 5-15. Comprovando recidiva em cirurgia conservadora com implante. Em **A** e **B**, mamografia, incidências crânio-caudal e médio-lateral oblíqua, respectivamente, mostrando área densa na metade externa da mama esquerda. Em **C** e **D**, estudo dinâmico, fase sem gadolínio e segundo dinâmico com subtração, respectivamente, mostrando nódulo no quadrante superior externo (representando a área densa detectada na mamografia) e nódulo na união dos quadrantes superiores (achado na ressonância) da mama esquerda, ambos representando recidiva.

Complicações dos implantes

Na avaliação dos implantes mamários, utilizados tanto na cirurgia estética quanto na cirurgia reparadora, a ressonância magnética permite caracterizar localização, posicionamento, simetria, tipo e número (Figs. 5-16 e 5-17).

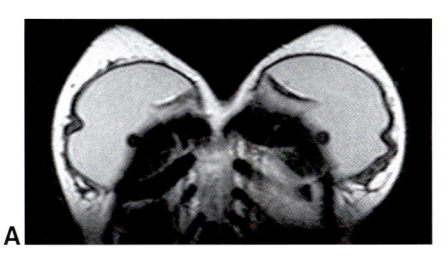
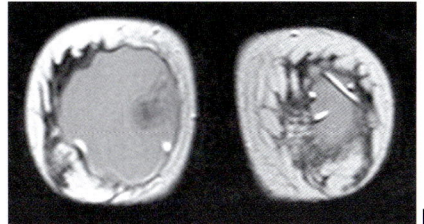

A   B

Fig. 5-16. Posicionamento e simetria dos implantes. Em **A**, implantes de silicone, simétricos e com pastilhas de fechamento centralizadas na porção posterior (plano coronal).
Em **B**, deslocamento lateral do implante esquerdo (plano coronal).

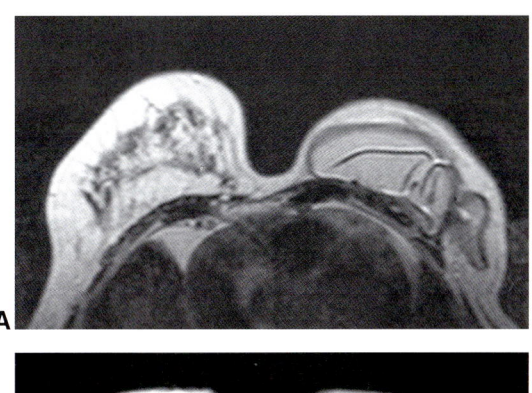

A

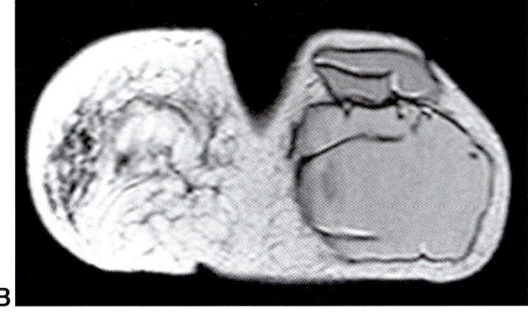

B

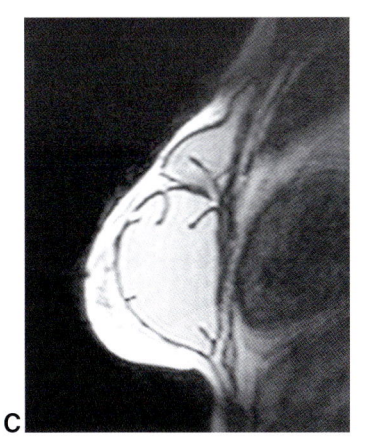

C

Fig. 5-17. Localização, número e tipo de implante. Em **A**, **B** e **C**, planos axial, planos coronal e sagital, respectivamente, todos mostrando neomama com dois implantes de silicone, colocados anteriormente ao plano muscular.

Nas complicações, auxilia no diagnóstico de ruptura intra e extracapsular (Figs. 5-18 e 5-19), deslocamento e identificação de coleções.

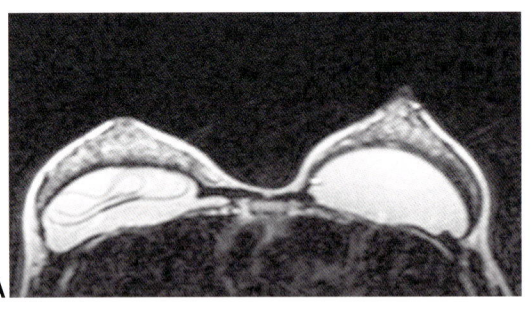

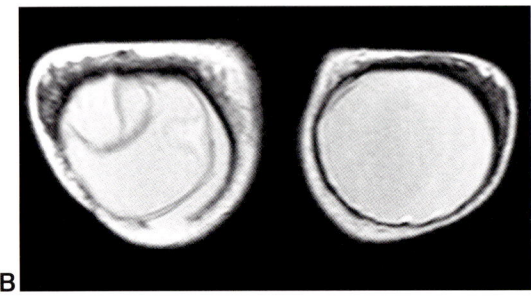

Fig. 5-18. Ruptura intracapsular do implante direito. Em **A** e **B**, planos axial e coronal, respectivamente, ambos mostrando "sinal do lingüine" à direita.

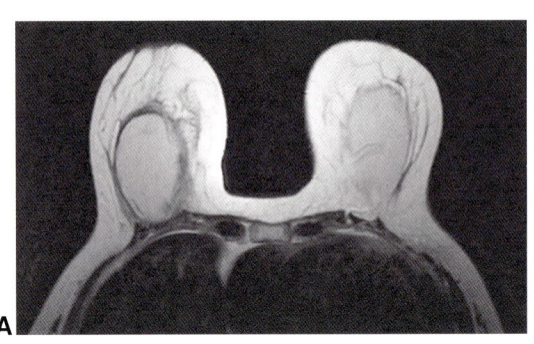

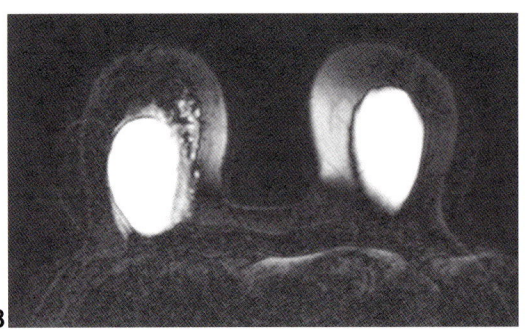

Fig. 5-19. Ruptura extracapsular à direita. Em **A**, plano axial, sem supressão de gordura, mostrando imagens que sugerem silicone adjacentes ao implante (o sinal do silicone confunde-se com o sinal da gordura). Em **B**, plano axial, com supressão de gordura e de água, mostrando com maior detalhe as imagens adjacentes ao implante, que representam silicone fora da cápsula fibrosa.

BIBLIOGRAFIA

Berg WA, Blume JD, Cormack JB *et al.* Combined screening with ultrasound and mammography vs mammography alone in women at elevated risk of breast cancer. *Jama* 2008;299:2151-2163.

Feig AS, D'Orsi CJ, Hendrick E *et al.* American college of radiology guidelines for breast cancer screening. *AJR* 1998;171:29-33.

Fischer U, Zachariae O, Baum F *et al.* The influence of preoperative MRI of the breast on recurrence rate in patients with breast cancer. *Eur Radiol* 2004;14:1725-1731.

Gorczyca DP, Gorczyca SM, Gorczyca KL. The diagnosis of silicone breast implant rupture. *Plast Reconstr Surg* 2007 Dec;120(7 Suppl 1):49S-61S.

Kuhl CK. Current status of breast MR imaging. Part 2. Clinical applications. *Radiology* 2007 Sep;244(3):672-691.

Lehman CD, Gatsonics C, Kuhl CK *et al.* MRI evaluation of the contralateral breast in women with recently diagnosed breast cancer. *N Engl J Med* 2007;356:1295-1303.

Saslow D, Boetes C, Burke W *et al.* American Cancer Society guidelines for breast screening with MRI as na adjunct to mammography. *CA Cancer J Clin* 2007 Mar-Apr;57(2):75-89.